부모님도 나도
치매는 처음인데,
어떻게 하지?

SENSEI! OYA GA BOKETAMITAINANDESUKEDO ……
© Hideki Wada 2018
Originally published in Japan in 2018 by SHODENSHA Publishing Co.,Ltd., TOKYO,
Korean translation rights arranged with SHODENSHA Publishing Co.,Ltd., TOKYO,
through TOHAN CORPORATION, TOKYO, and EntersKorea Co.,Ltd., SEOUL.

부모님도 나도
치매는 처음인데,
어떻게 하지?

초판 1쇄 인쇄일 ┃ 2020년 05월 20일   초판 1쇄 발행일 ┃ 2020년 05월 25일

지은이 ┃ 와다 히데키
옮긴이 ┃ 김은경
펴낸이 ┃ 강창용
책임편집 ┃ 정민규
디자인 ┃ 가혜순
영 업 ┃ 최대현

펴낸곳 ┃ 느낌이있는책
출판등록 ┃ 1998년 5월 16일 제10-1588
주 소 ┃ 경기도 고양시 일산동구 중앙로 1233(현대타운빌) 407호
전 화 ┃ (代)031-932-7474
팩 스 ┃ 031-932-5962
이메일 ┃ feelbooks@naver.com
포스트 ┃ http://post.naver.com/feelbooksplus
페이스북 ┃ http://www.facebook.com/feelbooksss

ISBN 979-11-6195-105-8   03510

* 잘못된 책은 구입처에서 교환해드립니다.

이 도서의 국립중앙도서관 출판예정도서목록(CIP)은 서지정보유통지
원시스템 홈페이지(http://seoji.nl.go.kr)와 국가자료종합목록 구축시스
템(http://kolis-net.nl.go.kr)에서 이용하실 수 있습니다.
(CIP제어번호 : CIP2020020256)

부모님도 나도
치매는 처음인데,
어떻게 하지?

와다 히데키 **지음** | 김은경 **옮김**

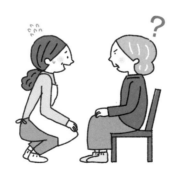

느낌있는책

부모님과의 소중한 시간을
후회 없이 보내기 위해

부모님의 치매, 어떻게 받아들일 것인가?

'아버지가 왠지 모르게 평소와는 조금 다른 것 같은데?'

'주변 사람들 불러 모아 담소 나누기가 취미인 엄마였는데, 요즘은 어찌 된 셈인지 대문 밖 출입조차 하지 않으시네!'

연세 지긋한 부모님이 계신 자식이라면 한 번쯤 이런 순간을 경험한 적이 있을 것입니다. 부모님의 나이 또는 증상의 반복 정도에 따라 다소간의 차이는 있지만, 그와 같은 느낌의 상당수는 사람들이 흔히 말하는 치매의 초기 증상일 가능성이 있습니다.

'며칠 전까지만 해도 정정했던 아버지가 치매에 걸리다니……'

'우리 엄마가 치매라고?'

설마 하는 마음으로 병원에 들렀다가 치매 진단이 내려지면 대부분의 자녀들은 당혹감과 비통함이 동시에 몰려와 어쩔 줄 몰라 합니다. 그리고 잠시 후, 치매 증세가 앞으로 어떤 방향으로 발전될 것인지에 대한 불안함에 걱정부터 하기 시작합니다.

'오랜 고생 끝에 이제 겨우 여유가 조금 생겼는데, 우리 아버지한테는 그마저 누릴 복도 없는 건가?'

'우리 엄마, 불쌍해서 어떡해!'

그런데 부모님의 치매가 그토록 부정적인 일일까요?

나는 그렇게 생각하지 않습니다. 오히려 '우리 부모님이 치매에 걸릴 만큼 장수하신 거야!'라며 긍정적으로 받아들이는 마음가짐이 바람직합니다. 치매는 오래 살다 보면 누구나 걸릴 수 있으며, 이 세상 그 어떤 사람이라 할지라도 '절대 안전'이 보장되지 않는 질환이기 때문입니다.

일본의 한 정신과 의사는 다음과 같은 말을 했습니다.

"이 세상에는 두 가지 종류의 인간만이 존재한다. 그중 하나는 지금 치매에 걸린 사람이고, 또 다른 하나는 언젠가 치매에 걸릴 사람이다."

100세 시대에 접어들었다는 장수의 나라인 일본 의사의 말에 귀를 기울일 필요가 있습니다. 세계의 많은 국가들 역시 일본에 뒤지지 않을 만큼 노년인구가 크게 증가하고 있으니까요.

치매는 고령화 사회에서 자연스러운 현상입니다. 오래 살다보면 누구나 치매에 걸릴 수 있습니다. 만약 치매에 걸리지 않고 천수를 누리다가 눈을 감은 사람이 있다면, 다행히 치매가 오기 전에 세상을 떠난 것뿐입니다.

암에 필적할 만큼 주요 질병으로 떠오른 치매

한국과 일본에서 가장 높은 사망 원인은 남녀 모두 암이 압도적인 1위를 기록하고 있는데, 이는 지극히 자연스러운 일입니다. 암은 세포가 변성되면서 발생하는 질병으로, 세포 변성은 대부분 세포의 열화나 정상적인 분열 실패로 인해 생겨납니다. 그런데 이런 현상이 일어나는 대표적인 원인이 바로 노화입니다. 따라서 나이가 들수록 암에 걸릴 확률이 높아질 수밖에 없는 것이지요.

암과 마찬가지로 치매 또한 노화에 따른 뇌의 변성이 가장 큰 원인으로 꼽히고 있습니다. 결과적으로 암이나 치매는 인체의 노화를 막는 혁명적인 발명이 선행되지 않는 한, 완전히 뿌리 뽑을 수 없다는 뜻입니다. 그러니 인생 100세 시대를 바라보고 있는 우리는 암이나 치매에 적극적으로 대비하는 마음 자세를 가질 필요가 있습니다.

모두가 알고 있는 것처럼 암이나 치매 증상이 많이 진행되었을 경우 안타깝게도 완치할 수 있는 치료법은 아직 개발되지 않은 상태입니다. 그러므로 조기 검진을 통해 적절한 치료를 받는 것이 중요합니다. 조금이라도 이상 증세가 보이면 즉시 병원으로 달려가 진료를 받는 등 주의를 기울여 발병 초기에 발견하는 것이 최선의 방법입니다.

한편, 고령화로 인해 발병할 확률은 암보다 치매가 훨씬 높은 것으로 알려져 있습니다. 하지만 부모님이 치매 진단을 받았다고 해서 절망할 것까지는 없습니다. 치매라는 질병 자체가 목숨을 위협하는 병이 아닐 뿐만 아니라, 발병 이후에 어떻게 대처하느냐에 따라 증상을 완화시키거나 진행을 늦출 수도 있기 때문입니다.

이를 위해서 자녀들이 반드시 알아두어야 할 몇 가지 사항이 있습니다.

- 평소에 세심하게 살펴 치매의 조짐을 놓치지 않는다.
- 임상 경험이 풍부한 전문의에게 진찰을 받는다.
- 현재 부모님의 병세에 절망하기보다 있는 그대로를 받아들인다.
- 이미 '할 수 없게 된 일'을 생각하며 비관하지 말고, 앞으로 '할 수 있는 일'을 계속해 나갈 수 있는 방법을 찾는다.

그리고 부모님이 치매에 걸렸을 때 자녀들이 해야 할 무엇보다 중요한 일은 '인간 중심의 돌봄으로 부모님이 기분 좋은 시간을 보낼 수 있도록 하는 것'을 최우선으로 삼아야 한다는 사실입니다.

부모자식 간의 관계를 재정비할 기회

나는 오랫동안 노인정신의학계에 종사하면서 노화를 주제로 집필한 《내가 늙어간다는 것(원제 : 自分が高齢になるということ)》(新講社, 2018)이라는 책을 출간해 상당한 반향을 얻었습니다. 그런데 이 책 《부모님도 나도 치매는 처음인데, 어떻게 하지?》에서는 시각을 바꾸어 연로한 부모님이 계신 자녀의 관점에서 이야기를 풀어나갈 것입니다.

전체적인 내용은 주로 초기 치매에 대해 다루고 있지만, 전반적으로 마음의 병이나 나이 듦에 대한 이야기도 포함되어 있습니다. 특히 연로하신 부모님을 대하는 바람직한 방법과, 자녀들이 가져야 할 마음 자세에 대한 이야기에 중점을 두고 있음을 미리 말씀드리고자 합니다.

노화로 인한 증상을 보이기 시작한 부모님을 마주하면서 바람직하게 대처하는 일은 결국 '미래의 나는 어떤 모습으로 늙어갈 것인가?'를 준비하는 일이기도 합니다.

부모님의 치매는 부모와 자녀 모두에게 지금까지와는 전혀 다른 낯선 시간을 갖게 되었다는 뜻이기도 합니다. 따라서 자녀들은 때때로 평생 동안 해왔던 것들과 아무런 상관이 없는 듯한, 가족 간에 변화된 새로운 역할을 맡아서 해야 하는 경우도 있습니다.

치매를 앓다가 돌아가신 부모님을 모신 적이 있는 자녀들 중 상당수가 '그때 조금이라도 더 잘해드렸어야 하는데……'라며 후회를 하고는 합니다. 언젠가는 찾아올 수밖에 없는 부모님과의 이별을 맞이하기 전에, 후회가 남지 않는 부모자식 간의 해피엔딩을 만드는 데 이 책이 조금이나마 도움이 되기를 희망합니다.

와다 히데키

차례

시작하는 말

부모님과의 소중한 시간을 후회 없이 보내기 위해 — 4

프롤로그 **부모님에게서 변화가 느껴진다면**

무조건 치매라고 단정 짓지 말라
행동의 변화에는 다양한 원인이 존재한다 — 19
진짜 치매인지 의심하라 — 22

치매 진단이 오진일 가능성
노인성 우울증이 치매로 둔갑하다 — 24
주목받지 못하는 노인성 우울증 — 26

치매를 대하는 마음가짐
'아무것도 할 수 없게 된 것'은 아니다! — 29
치매, 할 수 있는 일이 조금 줄어드는 질병 — 31
우리 부모님은 어떤 유형의 치매일까? — 33

1장 **부모님께 무슨 일이 일어나고 있는가?**

나이를 먹는 것이 뇌에 미치는 영향
뇌는 '감정'부터 노화된다 — 39
전두엽의 노화를 막기 위한 방법 — 41

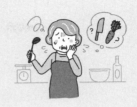

건망증이 시작되었다면
알츠하이머로 인한 기억장애란? ─ 44
두 가지 종류의 기억장애 ─ 46

청력이 나빠지기 시작했다면
청력저하와 치매의 연관성 ─ 48
보청기는 가족 모두를 위해 반드시 필요한 물건 ─ 50

성격의 첨예화와 정신행동증상
성격이 예민해졌다면 치매의 신호 ─ 53
'쓰기'와 '반복해서 읽기'로 뇌를 자극하라 ─ 55

부모님에게 의존증이 생겼다면
왜 계속 물건을 사게 되는가 ─ 57
부모님의 옛 기억에 해결의 실마리가 있다 ─ 59

부모님의 외모 관리
취향 · 기호 · 성격 변화가 갖는 의미 ─ 62
부모님이 자각하고 있는지를 확인하라 ─ 64

부모님에게 역할을 부여하라
잘못된 대응이 치매를 악화시킨다 ─ 67
경험과 함께 쌓인 부모의 능력을 존중하라 ─ 69

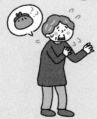

2장 변하기 시작한 부모님을 어떻게 대해야 할까?

현재 부모님의 모습을 똑바로 마주하라
어렸을 적 부모님의 모습을 떠올리지 말라 ― 74
자식의 설득보다 부모님의 이해가 중요하다 ― 75

부모님의 증상에 감정적으로 대처하지 말라
증상이 나타나는 모습은 개개인의 성격에 따라 차이가 있다 ― 78
5분 전 일은 까맣게 잊어도, 정상적인 대화를 나눌 수는 있다 ― 80

뇌의 남은 힘을 끌어내라
뇌가 위축되더라도 퇴화하지는 않도록! ― 82
뇌의 남은 힘을 최대한 활용하려면 ― 83

새로운 고민거리를 만들어 항상 고민하게 하라
익숙한 모든 것들은 우리의 뇌를 자극하지 못한다 ― 86
'예상 밖의 대응'이 뇌의 노화를 막는다 ― 89

웃음이 동반되는 오락을 접하게 하라
생활 속 '웃음'이 최고의 치료제 ― 92
웃음과 음악이 노화를 방지한다 ― 94

자극의 강도를 차츰 높여라
식상한 내용은 도움이 되지 않는다 ― 96
부모님께 감동을 주려면 수준을 높여라 ― 98

부모님이 좋아하는 것을 먹고 마시게 하라
건강에 해로우니 하지 말라는 충고나 강요는 NO GOOD! ― 100
70세가 넘었다면 무리해서 금연하지 않아도 된다 ― 101

뇌를 자극하기 위한 자잘한 노름은 나쁘지 않다
즐겁게 머리를 쓸 수 있는 일을 하게 하라 ― 105
오감을 만족시켜라 ― 107

부모님의 성적 호기심을 이해하라
골프에 대한 호기심은 YES, 성적 호기심은 NO? ― 109
성 문제는 불순해서 숨기는 것이 좋다? ― 112

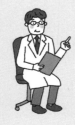

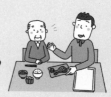

3장 부모님의 행복을 원한다면

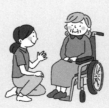

'NO'로 시작하는 대답은 금지!
먼저 수용하는 자세로 임하라 — 116
우선은 YES, 그다음에 BUT — 118

부모님의 슬픔을 온 마음으로 감싸 안아라
부모님이 '더없이 소중한 것'을 잃었을 때 — 120
'대상상실'을 우울증으로 발전시키지 않으려면 — 121

만약 '죽고 싶다'는 말을 입버릇처럼 자주 한다면
마음속에 담긴 부모님의 '진짜 생각'을 읽어내야 한다 — 124
'부모님의 마음속 현실'을 무조건 받아들여라 — 126

'돈에 대한 집착'이 갖는 의미
자존감 충족을 위해? — 128
'돈으로 할 수 있는 일'을 알려드린다 — 130

부모님의 소싯적 무용담이나 자랑에 대처하는 방법
부모님과의 대화는 회의나 토론이 아니다 — 132
과거의 좋은 기억을 자주 떠올리게 하라 — 134

아직도 '자녀들의 든든한 버팀목'이라고 생각하게 하라
부모님에게 고민 상담을 하라 — 137
부모님이 걸어온 길을 칭송하라 — 140

세로토닌으로 불안감을 해소하라
'행복 호르몬'을 늘리는 방법 — 143
'육류 섭취 금지'가 노화를 부추긴다 — 145

'남성호르몬'과 긍정적인 사고방식
타인에게 상냥해지는 효과가 있는 남성호르몬 — 148
인간관계에 결정적 영향을 미치는 남성호르몬 — 150

부모님의 삶에 경의를 표하라
'어린아이 취급'은 금물 — 153
내일은 '내 일'이 될 수도 있다 — 156

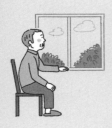

4장

부모님과의 소중한 시간을 후회 없이 보내기 위해

부모님을 집에만 틀어박혀 지내게 하지 말라
주변 사람들은 치매 노인을 어떻게 생각할까? ― 160
치매 노인을 이해할 수 있는가? ― 165

부모님이 혼자 살고 싶어 한다면
홀로 지내는 것이 치매에 좋다? ― 165
'혼자 지낼 수 없다'는 판단은 스스로 내리게 하라 ― 166

삶의 질을 떨어뜨리지 말라
의사의 말에 무조건 휘둘리지 말라 ― 169
'정상 수치'라는 이름의 비상식 ― 171

고령자에게는 적당한 운동이 최고
활성산소의 증가를 막아라 ― 173
적절한 맨손체조와 스트레칭을 권장하라 ― 174

보조용품으로 스트레스를 없애라
배변 관련 문제가 일어났다면 ― 177
'안심팬티'로 치매의 진행을 늦출 수도 있다 ― 178

약은 왜 먹는가?
먹어야 할 약, 먹지 않아도 괜찮은 약 ― 181
'약을 먹지 말고 참아라'는 어불성설 ― 183

병원을 어떻게 선택해야 하는가?
정신과에 대한 편견을 버려라 ― 186
좋은 의사와 좋은 병원, 어떻게 알 수 있을까? ― 188

근거 없는 치매 예방법에 속지 말라
뇌 트레이닝을 통한 뇌의 레벨 업, 정말 가능할까? ― 190
가짜 치료법에 속지 말라 ― 191

노인 케어 전문가는 따로 있다
치매를 앓는 부모님과 함께 살면서 직접 돌보는 것만이 정답은 아니다 ― 194
부모의 가장 큰 슬픔은 '자식에게 짐이 되는 것' ― 196

재산 상속은 부모의 의무가 아니다
부모의 재산을 탐내지 말라 ― 198
집을 활용해 행복한 노후를 꾸리자 ― 199

부모님이 꿈꾸는 죽음에 대해
부모님과의 이별이 현실로 다가오기 시작했다면 ― 202

부모님의 유서를 어떻게 받아들일 것인가? ― 205

부록
치매 관련 기관 및 단체 ― 207

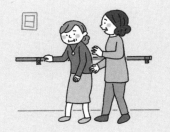

부모님에게서
변화가 느껴진다면

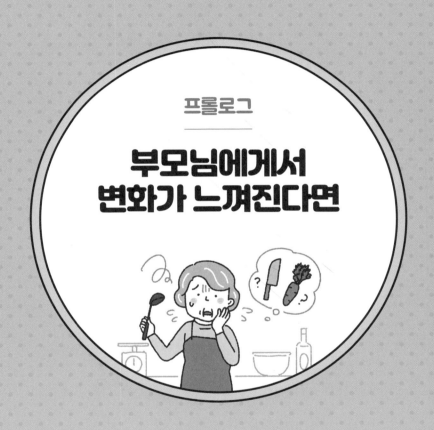

무조건 치매라고
단정 짓지 말라

행동의 변화에는 다양한 원인이 존재한다

'요즘 아버지의 행동이 아무래도 조금 이상한 거 같은데?'

나이 드신 부모님이 계신 자녀라면 언제라도 불쑥 이런 느낌을 받을 수 있습니다. 그리고 갑자기 변한 부모님의 모습에 대해 자녀들끼리 의견을 주고받기도 합니다.

"요즘 들어 아버지가 옷을 자주 갈아입지 않으신 것 같지 않니? 원래 무척 깔끔한 성격에 멋 내기를 좋아하셨던 분인데 말이야."

"그러게. 평소 즐겨 하시던 산책도 거의 하지 않으신 듯싶고…….."

"불과 얼마 전까지만 해도 날마다 신문을 처음부터 끝까지 정독을 하다시피 하셨는데, 어제 오늘은 아예 쳐다보지도 않으시잖니."

"맞아! 배달된 신문이 현관 입구에 고스란히 쌓여 있잖아."

부모님의 모습에서 예전과 다른 면이 발견되면 자녀들의 머릿속은 여러 가지 의문점이 생기면서 갑자기 복잡해집니다. 그리고 제각각 받은 느낌에 따라 조심스러운 자체 진단을 내리기도 합니다.

"혹시 아버지가 치매에 걸린 건 아닐까?"

"글쎄……, 어쩌면 초기 증상을 보이고 있는지도 모르지."

자녀들의 그와 같은 예상이 종종 들어맞을 때도 있습니다. 하지만 부모님의 증상을 섣부르게 판단하는 것은 매우 위험한 일입니다. 언뜻 치매처럼 보이는 변화의 원인이 사실은 전혀 다른 곳에 있는 예가 상당히 많기 때문입니다. 심지어 병원에서 치매 진단을 받아 치료를 시작했는데도 호전되는 기미가 보이지 않아 다시 검진을 받은 후 다른 병증에 대한 치료를 했더니 증상이 완화되는 경우도 종종 있습니다.

따라서 부모님에게 치매로 의심되는 증상이 보인다고 하더라도 섣불리 치매라고 단정하는 것은 절대 삼가야 합니다. 오히려 마음을 가라앉혀 조급증을 떨쳐낸 뒤 정밀한 진단을 통해 정말로 치매가 온 것인지 확실하게 알아보는 것이 바람직한 자세입니다.

그렇다면 노인들의 행동양식을 자신도 모르는 사이에 변화하게 해 치매로 보이게 하는 질병으로는 어떤 것들이 있을까요?

첫 번째로는 암을 비롯한 여러 종류의 내분비질환을 들 수 있습니다.

아직 한창때인 젊은이라 할지라도 몸 어딘가가 편치 않으면 전반적인 행동에 변화가 있게 마련입니다. 그러니 노인들은 두말할 나위가 없겠지요. 일상적으로 해오던 일들에 흥미를 잃거나 소극적인 반응을 보이는 건 지극히 당연한 일인 것입니다.

특히 노인의 경우 내분비질환을 앓고 있는 상태라 할지라도 감각이 둔해져서 자각을 하지 못하는 예가 많습니다. 또한 나이가 들어 컨디션이 예전만 못하려니 하는 지레짐작으로, 자식들에게 몸 상태가 좋지 않다고 말하거나 병원을 찾는 등의 적극적인 조치를 취하지 않습니다. 더불어 자식들에게 짐이 되지 않으려는 심리 상태도 자신의 병을 숨기는 데 상당한 역할을 합니다.

또한 무더운 여름이 되면 수많은 노인들이 수분 보충을 제대로 하지 않아 열사병에 노출되는 현상에 주목할 필요가 있습니다. 노인들이 열사병에 걸리는 원인은 대부분 수분을 원하는 자신의 몸 상태를 인지하지 못한 채 야외활동을 지속한 때문인 것으로 알려져 있습니다. 그러니까 제때에 물을 마시지 않았기 때문에 벌어진 일인데, 나이가 들수록 자신의 몸 상태에 둔감해진다는 사실을 증명해주는 대표적인 예라고 할 수 있겠지요.

진짜 치매인지 의심하라

내분비질환보다 훨씬 더 치매라고 착각하기 쉬운 대표적인 증상은 바로 노인성 우울증입니다. 정신과 의사로 일하면서 오랫동안 노인치료 현장에 몸담아왔던 나는, 우울증이 원인이 되어서 지금까지의 행동과는 크게 다른 양상을 보이는 환자를 매우 자주 경험했습니다.

부모님의 행동이 달라졌다는 사실에 충격을 받은 뒤, 지레짐작으로 '우리 엄마가 이제 정신마저 조금씩 놓아가시는 모양이구나' 또는 '우리 아버지가 결국 치매에 걸리고 말았나 보다'라고 생각하는 자녀들이 무척 많습니다. 하지만 노인성 우울증이 찾아왔을 때도 치매와 거의 유사한 증상이 나타나는 경우가 많으므로 주의 깊게 관찰하는 것이 필요합니다.

노인들의 행동 변화에는 그 이외에도 다양한 원인이 존재합니다. 그런데도 제대로 된 진료나 검사도 받지 않은 채 짧은 의학 상식에 의존해 '우리 부모님이 치매에 걸렸다!'고 섣불리 단정 짓는 사람들이 의외로 많습니다.

지극히 당연한 말이지만, 부모님에게서 원인을 알 수 없는 변화의 조짐이 보이면 반드시 믿을 수 있는 노인의학 전문의에게 진단을 받아야 합니다. 그래야만 부모님에게 왜 갑작스러운 행동 변화가 나타난 것인지, 그 **정확한 원인을 밝혀내 병증을 개선할 수 있는 기회**를 갖게 될 것입니다.

　나아가 부모님에게 나타난 변화의 원인을 알아낸 후, 최대한 빠른 시간 내에 효과적인 치료를 하기 위해서 부모님의 움직임을 주의 깊게 관찰할 필요가 있습니다. 만약 따로 살고 있다면 수시로 전화 통화를 하는 한편, 일주일에 최소한 두세 번은 찾아가 부모님의 얼굴을 마주 보면서 소통하는 자세가 바람직합니다.

◆ POINT ◆

관찰과 대화를 통해 부모님의 변화를 감지하라!

치매 진단이
오진일 가능성

노인성 우울증이 치매로 둔갑하다

본격적인 치매 이야기에 들어가기 전에, 치매와 관련해서 매우 밀접하면서도 중요한 노인성 우울증에 대해 조금 더 알아보도록 하겠습니다.

의료계에서 빈번하게 사용되곤 하는 심인반응(心因反應)이라는 용어가 있습니다. 조금 더 쉽게 풀어서 표현하자면 '마음에 원인이 있는 반응'이라고 할 수 있겠지요.

어쨌든 심인반응은 기본적으로는 어떤 심리적 영향이 원인이 되어 발생하는 증상을 가리키는 말입니다. 나아가 불안증, 불면증,

우울증, 조증 등을 비롯해 매우 넓은 범위의 증상과 관련된 용어이기도 합니다.

일반적으로 가벼운 우울증이라고 추정되지만, 그 증상이 심각하지 않을 때 심인반응이라는 진단을 내리는 경우가 많습니다. 그러니까 심인반응이라는 병증의 폭은 대단히 광범위한 셈입니다.

마음의 병을 의학적인 측면에서 원인별로 나누어보면 외인성(外因性), 심인성(心因性), 내인성(內因性)의 세 가지로 구분할 수 있습니다.

먼저 외인성은 신체적 질환이나 약물 복용 등이 원인이 되어 발병하는 마음의 병을 말합니다. 그 대표적인 예로는 뇌졸중이나 뇌혈관 손상과 같은 원인을 꼽을 수 있습니다.

심인성은 심리적인 상태가 원인이 되어 생겨나는 마음의 병입니다. 대부분 PTSD(post traumatic stress disorder, 심적외상 후 스트레스장애)나 적응장애 등이 심인성에 해당됩니다.

마지막으로 내인성은 유전적 요소 등 외인인지 심인인지 확실하게 구분되지 않는 마음의 병을 일컫습니다.

그런데 여기에서 반드시 알아두어야 할 점은 '우울증은 조현병과 함께 내인성 정신질환의 대표' 격으로 불린다는 사실입니다. 게다가 우울증은 원인이 확실하지 않은 상태에서 발병하는 경우도 많습니다.

예컨대 평소 밝은 성격을 갖고 있었던 어느 노년 여성이 오랫동안 함께 살았던 남편을 먼저 떠나보낸 뒤, 1년이 넘도록 깊은 우울증 때문에 고통스러워하고 있습니다. 그 환자를 진료한 의사는 대부분 '남편을 잃은 심인반응으로 인한 우울증'으로 진단할 것입니다. 그리고 그런 진단은 거의 정확할 테지요.

하지만 사랑하는 가족을 잃거나 불행한 일을 겪지도 않았는데, 다시 말하자면 명확한 심인반응이 없는데도 갑자기 우울증이 발병하는 경우가 있습니다. 이처럼 노인에게 인과관계가 명확하게 드러나 보이지 않는 형태의 우울증이 나타나는 예가 종종 있는데, 그 증상을 우울증이 아닌 치매로 오해하는 경우가 빈번하게 나타나곤 합니다.

주목받지 못하는 노인성 우울증

나는 30여 년에 이르는 세월 동안 노인정신의학 분야에 종사하며 연구를 계속하고 있습니다. 하지만 안타깝게도 노인성 우울증은 환자와 가족은 물론 의사들까지 간과하기 쉬운 질병이라는 아쉬움을 갖고 있습니다.

게다가 노인성 우울증은 의학계에서도 그다지 주목받은 적이 없습니다. 노인성 우울증이 종종 경미한 치매로 잘못 진단되는 것도 그 같은 이유 때문이 아닌가 하는 안타까움을 지울 수가 없습니다.

상당수의 의료 현장에서도 우울증 초기 증상을 보이는 환자에게 치매 검사만 하는 실수를 저지르곤 합니다. 그 결과로 치매에 대한 소견은 당연히 없겠지요.

그래서 의사는 '심기신경증'(건강염려증: 실제로는 병에 걸리지 않았지만 중대한 질병을 앓고 있다고 염려하는 증상)이라고 진단하는 우를 또다시 범하고 마는 것입니다.

이와 비슷한 판단 사례는 환자의 가족에게서도 나타납니다. 나이 많은 부모는 대부분 대화 중에 지나가는 말처럼 가볍게 '평소보다 기운이 없어', '요즘 들어 몸이 계속 나른한 느낌이 드네', '도무지 입맛이 없어서……', '왜 한밤중에 자꾸 눈이 떠질까?' 등등 자신의 상태를 얘기하는 경우가 많습니다.

그럴 때 많은 자녀들이 '나이가 들면 누구나 몸이 약해지잖아요', '며칠 지나면 괜찮아질 거예요'라며 부모님의 고민을 대충 흘려듣고 맙니다. 그런 경우 곧바로 병원에 가서 검사를 받아보면 우울증이 시작된 초기 증상으로 나오는 경우가 적지 않습니다.

거듭 강조하지만 **치매와 비교했을 때 노인성 우울증은 간과하기 쉽습니다.** 우울증은 치매 초기에 많이 발생하는, 치매환자에게서도 매우 흔한 증상으로 치매 증상과 우울증 증상을 구별하기는 어렵습니다. 부모님이 어딘지 모르게 평소와는 다른 모습을 보이면 우선 우울증인지부터 확인해보는 것이 바람직합니다.

또한 연로하신 부모님이 계신 자녀들은, 노인성 우울증을 그대로 방치하면 치매 발병 위험이 매우 높아질 수 있다는 사실을 항상 염두에 둘 필요가 있습니다.

◆ POINT ◆

우울증이 보내는 신호를 놓치지 말 것!

치매를 대하는
마음가짐

'아무것도 할 수 없게 된 것'은 아니다!

병원에서 부모님의 변화가 치매 초기증상 때문이었다는 진단을
받았다고 가정해 보도록 합시다. 그렇다면 가장 먼저 치매에 걸렸다
는 것이 무엇을 의미하는지부터 차분하게 생각해봐야 합니다. 그러
기 위해서는 치매의 증상을 정리해보는 것이 우선되어야 하겠지요.
치매의 증상은 주로 다음과 같은 다섯 가지 유형을 보입니다.

① **기억력 장애** - 지금까지 경험한 많은 것들에 대한 기억이 엷어
지면서 새로운 정보 역시 제대로 받아들이거나 기억하기 어려

워진다.

② **인지기능 장애** – 매 순간 자신이 지금 어떤 상황에 처해 있는지를 정확하게 인지하는 능력이 심하게 떨어진다.

③ **판단력 장애** – 일상생활은 물론, 일에 대한 판단과 사고 능력이 눈에 띄게 저하된다.

④ **성격 변화** – 온화하던 사람이 괴팍해진다거나, 밝고 쾌활해 활동적이던 성향은 어두워지거나 무기력하게 변하기도 한다.

⑤ **실행 기능 장애** – 어떤 일을 처리하기 위한 과정과 절차를 제대로 인지 또는 인식하지 못해 일을 제대로 끝마칠 수 없게 된다.

실제로 부모님에게 이상 변화가 나타난 이후, 의사에게 치매 진단을 받은 경험이 있다면 아마도 고개가 끄덕여질 것입니다. 물론 개개인의 특성이나 병세에 따라 어느 정도 차이를 보일 수는 있습니다.

부모님에게 치매 진단이 내려지면 누구나 적지 않은 충격을 받겠지만, 어떻게든 마음을 가라앉혀 최대한 빨리 평상심을 찾아야 합니다. 그러는 것이 치매에 걸린 부모님은 물론, 나머지 가족들 모두에게 바람직하기 때문입니다. 나아가 치매는 나이가 들면서 누구에게나 찾아올 수 있는 정상적인 노화와는 분명히 다른 병적인 상태라는 사실을 반드시 기억해둘 필요가 있습니다.

위의 다섯 가지 유형 중 '기억력 장애'는 사실 치매 초기 또는 고령이 되기 이전부터 겪는 사람도 있습니다. 반면에 나머지 네 유형의 증상은 일반적으로 치매 중기 이후부터 나타납니다. 덧붙여 설명하자면, 이 말은 곧 치매 진단을 받았다고 하더라도 일상적인 사회생활이나 가정생활을 하는 데는 큰 문제가 없다는 뜻입니다. 그러니까 치매로 인해 오늘 내일 사이에 엄청난 불행이 몰려와 온 집안을 휩쓸어 버리기라도 할 것처럼 충격을 받거나 비관적인 생각을 할 필요는 없다는 것이지요.

많은 사람들이 '치매에 걸리면 모든 것을 잃게 된다'고 생각합니다. 하지만 그것은 대단히 잘못된, 어리석은 생각입니다.

치매, 할 수 있는 일이 조금 줄어드는 질병

현재 의료계의 상황이나 치매 진단 기준, 그리고 테스트 방법으로 검진을 받았을 때 '기억력 장애'나 가벼운 '인식장애'가 있으면 예외 없이 치매 진단을 받게 됩니다. 이를 기준으로 해서 85세 이상의 노인을 진찰하면 약 45%에게 치매 소견이 나오며, 통계에 따라서는 약 55%가 치매입니다. 나아가 90세 이상이 되면 60% 이상이 치매라는 진단이 내려집니다. 따라서 부모님이 치매 진단을 받았을 경우 다음과 같이 생각해야 합니다.

- 젊었을 때보다 할 수 있는 일이 조금 줄어들었다.
- 지금까지 해오던 일의 정확도가 조금 떨어졌다.

청년기가 지난 사람이라면 누구나 세월의 흐름에 따라 신체적인 운동 능력이 떨어지기 시작합니다. 아울러 이해력이나 기억력 등 정신적인 활동 능력 역시 저하되기 마련이지요. 이와 같은 현상은 생로병사와 함께 그 어떤 사람이라 할지라도 피해 갈 수 없는 일이므로 치매 진단을 받았다는 이유 때문에 비관할 필요가 전혀 없습니다.

일본에는 100세가 넘은 초고령임에도 건강한 모습으로 사람들에게 사랑을 받았던 쌍둥이 할머니 스타가 있었습니다. 만약 두 분이 생전에 치매 판정 테스트를 받았다면, 어쩌면 치매 진단을 받았을지도 모를 일입니다.

하지만 두 할머니는 가족들의 도움을 받으면서 왕성하게 연예계 활동을 하며 천수를 누렸습니다. 그러니 부모님이 치매 진단을 받았다고 해도 낙담할 필요는 없습니다. 그리고 부모님의 변화 상태를 차분하고 침착하게 받아들이는 자세를 갖는 것이 중요합니다.

우리 부모님은 어떤 유형의 치매일까?

지금까지 치매로 오인하기 쉬운 사례, 그리고 부모님이 치매 진단을 받은 것에 대해 자녀들이 가져야 하는 마음 자세에 대해 이야기했습니다. 이제 치매에 대해 보다 자세하게 알아볼 차례인데, 앞서 치매의 증상에 대한 설명에서 엿볼 수 있는 것처럼 치매에는 여러 가지 종류가 있습니다. 현재 의학계에서는 치매를 크게 네 가지 유형으로 구분하고 있는데, 그 내용은 다음과 같습니다.

① 전측두엽치매(Frontotemporal dementia)

뇌의 전두엽과 측두엽 위축으로 나타나는 치매입니다. 초기 증상으로 치매의 대표적인 특징인 건망증이나 기억장애 증상이 보이는 것이 아니라 언어 장애, 감정 기복, 인격 변화 현상 등이 강하게 나타납니다.

② 루이소체치매(Dementia with Lewy bodies)

신경세포로 이루어진 특수한 단백질인 루이소체(Lewy bodies)의 증가가 원인이 되어 나타나는 치매입니다. 초기에는 환시를 보이며, 진행하면서 인지장애 소견이 보이고 파킨슨병 증상과 유사한 이상운동증을 동반합니다.

③ 알츠하이머형 치매(Alzheimer's disease)

인지 기능이 전체적으로 낮아지면서 기억을 담당하는 해마의 위축으로 기억력 저하를 보입니다. 치매 중에서 가장 많은 사람에게 나타나는 유형으로, 새로운 정보를 제대로 받아들일 수 없어 최근 기억 저하가 보이고, 치매가 진행되면서 과거에 있었던 일이 떠오르지 않는 오래된 기억 저하로 발전하게 됩니다.

④ 혈관성 치매(Vascular dementia)

뇌경색 등의 원인으로 뇌혈관 주변의 신경세포가 손상을 입어 발생합니다. 손상을 입은 부위에 따라 뇌혈류가 나쁜 곳이 수시로 바뀌기 때문에 치매 증상도 시시각각 변화합니다. 똑같은 일이라고 할지라도 할 수 있을 때가 있고 할 수 없을 때도 있어서 오해를 불러일으키기도 합니다.

한편, 전측두엽치매는 초기 단계에 자잘한 좀도둑질을 하거나 예상치 못한 치한 행위를 저지르는 등 주변 사람들을 당혹스럽게 하는 이상 행동이 나타나는 경우가 있습니다. 루이소체치매는 초기부터 환각 증상이 나타나기 때문에 언어나 행동에서 평상시와 다른 부분이 눈에 띕니다.

하지만 일반적으로 치매 초기 단계에서는 어느 정도의 기억력 저하와 경미한 인지저하가 있을 뿐입니다. 많은 사람들이 우려하는 일상생활 능력은 크게 떨어지지 않으며 일상생활 잔존능력이 있어 타인에게 피해를 주는 일도 자주 발생하지는 않습니다.

다만 어떤 유형의 치매라 할지라도 원칙적으로 진행형이기 때문에 시간이 흐를수록 상태가 조금씩 나빠진다는 사실을 인식하고 마음의 준비를 해야 합니다. 치매의 진행을 다소 늦출 수는 있지만, 안타깝게도 완전히 멈추게 할 수는 없으니까요.

치매에는 이처럼 다양한 유형이 있으므로 '우리 아버지는 기억력은 멀쩡하니까 괜찮을 거야!' 또는 '우리 어머니는 말이 조금 어눌해진 것뿐인데 뭘!' 하는 식으로 비전문가들끼리 잘못된 판단을 내리는 일은 없어야 합니다. 만약 부모님의 말이나 행동에 조금이라도 이상한 점이 느껴진다면 무엇보다도 먼저 의사를 찾아가 진찰을 받는 것이 가장 바람직한 대처 방법입니다.

◆ POINT ◆

**치매를 비관하지 말 것!
치매라고 섣불리 판단하는 것 또한 금물!**

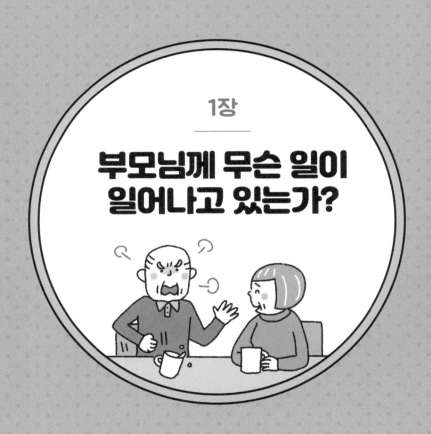

1장

부모님께 무슨 일이
일어나고 있는가?

나이를 먹는 것이
뇌에 미치는 영향

뇌는 '감정'부터 노화된다

이제 부모님에게 치매가 의심되는 변화나 증상이 나타났을 때 당사자인 부모님의 정신과 육체에서는 과연 어떤 일이 일어나고 있는지 구체적으로 살펴보겠습니다.

우선 '뇌의 노화 현상'을 들 수 있습니다. 나이를 먹으면서 뇌도함께 늙어간다는 사실은 익히 알고 있을 것입니다. 그렇다면 '뇌의노화'란 구체적으로 어떤 현상을 말하는 것일까요?

이와 같은 질문에 많은 사람들이 '나이를 먹으면 숫자 개념이 약해진다고 하니 뇌가 노화되면 계산 능력이 떨어지는 것 아닐까요?',

또는 '생각하는 능력이 저하되니까 사고력이 약해지겠지요'와 같은 대답을 합니다. 하지만 그렇지 않습니다. 실제로는 전혀 다르다는 얘기입니다.

뇌에서 노화가 가장 빨리 진행되는 곳은 전두엽입니다. 전두엽은 기억, 감정, 의욕 등을 담당하는 기관으로, 대부분 청년기가 지난 40~50대부터 조금씩 위축되기 시작합니다.

반면에 언어를 받아들여 이해하는 측두엽과 계산처리 등을 담당하는 두정엽은 나이가 든다고 해서 기능이 그다지 떨어지지 않습니다. 그러니까 '뇌의 노화'로 가장 먼저 나타나는 변화는 '전두엽의 기능 저하', 즉 '감정의 노화'라고 할 수 있습니다.

그런데 더욱 중요한 사실은 전두엽의 노화를 오랫동안 방치하면 매사에 의욕이 떨어져 몸을 잘 움직이지 않거나 머리를 쓰지 않게 된다는 점입니다. 그 결과 신체의 노화와 같은 겉모습의 변화는 물론, 정신적으로는 치매로 이어지는 불행을 초래하게 됩니다.

또한 전두엽의 노화로 감정 조절 능력이 저하되었기 때문에 주변 사람들에 대한 의심이 심해지거나, 현재 처해 있는 상황을 제대로 판단하지 못하게 되는 경우도 있습니다. 요즘 많은 노인 피해자를 양산하고 있는 보이스피싱 사건이 그 대표적인 사례인데, 통화를 하고 있는 상대방이 가까운 사람이거나 자녀 중 하나라고 여기기 때문에 쉽게 속아 넘어가는 것이므로 각별한 주의가 필요합니다.

대단히 안타까운 일이지만 전두엽의 노화는 누구도 피해 갈 수 없다는 사실이 뇌과학적으로 증명되었습니다. 그럼에도 대다수의 의사들이 '전두엽의 노화는 영영 포기하는 수밖에 없는가?'라는 질문을 받으면 단호하게 고개를 저으며 '그렇지 않습니다!'라고 대답합니다.

전두엽의 노화를 조금이라도 늦추고 뇌를 젊은 상태로 유지하는 것, 즉 '감정을 젊은 상태로 유지하는 것'은 결코 불가능한 일이 아니기 때문입니다. 스스로의 감정 상태를 의식하면서 단련하다 보면 전두엽의 노화를 일정 수준 이상 늦출 수 있습니다.

전두엽의 노화를 막기 위한 방법

나이가 들면서 자연의 섭리에 따라 서서히 나타나는 전두엽의 위축은 피할 수 없는 현상입니다. 하지만 전두엽을 끊임없이 사용하면 기능의 노화를 상당 부분 늦출 수 있습니다. 평범한 사람과 꾸준한 운동을 하는 사람의 노화에 차이가 있는 것과 같은 이치입니다.

전두엽은 의욕이나 감정 조절을 담당할 뿐만 아니라 예상 밖의 사건이나 신기한 일에 반응하는 역할을 합니다. 또한 전두엽은 이성보다는 감성을 제어하기 때문에 고도의 계산을 한다거나 난해한 문장을 읽을 때는 많이 사용되지 않습니다. 또한 단순하거나 반복적인 일이 아닌, 다소 낯선 일을 하면 전두엽이 활발하게 움직입니다.

예컨대 지금까지 입었던 것과는 사뭇 다른 옷차림새를 하고 외출을 한다거나, 젊은이들이 많은 멋진 레스토랑에 가서 커피 한잔의 여유를 즐겨 보는 등의 행동양식 변화가 좋습니다. 그 밖에도 신선함을 느낄 수 있는 행동을 하면 전두엽의 왕성한 활동을 유도할 수 있습니다.

또한 나이가 들면서 비슷한 성향의 저자가 쓴 책만 골라 읽는다거나, 자신과 같은 의견을 가진 사람들의 말에 귀를 기울이게 됩니다. 그런데 이러한 생활방식은 전두엽의 활성화에 도움이 되지 않습니다. 전두엽을 작용시키기 위해서는 그다지 접해본 적이 없는 장르의 책을 읽거나, 자신과 다른 의견을 사람과 대화를 나누거나 토론을 하는 것이 효과적입니다.

부모님을 대하면서 자녀들의 뇌리에 어느 순간 '예전에 비해 아버지가 많이 고집스러워진 것 같아' 또는 '순간적인 감정 조절이 잘되지 않는 것 같아'라는 등의 느낌이 올 수 있습니다. 그런 변화는 전두엽이 예전보다 노화되었다는 신호일 가능성이 매우 높습니다.

부모님에게 그런 증상이 보인다면, 아니 가능하면 그런 증상이 보이기 전에 단순하고 반복적인 일이 아닌 색다른 취미나 일을 권유할 필요가 있습니다. 다시 말하자면 평소와는 다른 새로운 무언가에 도전하게 만드는 것입니다.

연로하신 부모님들은 이미 의욕이 상당히 떨어진 상태이므로 새로운 일에 도전하는 것을 귀찮아하거나 두려워할 가능성이 높습니다. 하지만 새로운 시도를 하지 않고 그대로 방치하면 전두엽은 더욱 빠른 속도로 노화되기 시작합니다.

◆ POINT ◆

누구든 나이를 먹으면 뇌가 위축된다.
단순한 일을 습관적으로 반복하지 않도록 주의하라!

건망증이
시작되었다면

알츠하이머로 인한 기억장애란?

노년이 되어 세월의 흐름과 함께 겪는 변화 중 가장 대표적인 것
이 기억력 저하입니다. 기억력이 저하되는 현상은 본인 스스로 느
끼는 경우가 많으며, 주변 사람들도 쉽게 알아차릴 수 있습니다.

'요즘 우리 엄마는 오십 년 전 학창시절 일은 잘도 기억하면서 불
과 몇 분 전에 했던 일은 자꾸만 까먹는데, 갑자기 왜 그럴까?'
'우리 아버지도 삼사십 년 전 당신의 무용담은 구구절절 잘도 말
씀하시면서, 하루 이틀 전에 우리랑 나누었던 말은 까맣게 잊어버

리시곤 하던데!'

'늙으면 누구나 다 그런 걸까?'

'글쎄……..'

위와 같은 증상은 모든 노인이 갖고 있는 공통적인 망각 현상이 아니라, 알츠하이머형 치매일 때 종종 나타나는 증상입니다. 알츠하이머형 치매로 인한 기억장애는 기억을 담당하는 해마의 기능이 떨어지면서 나타납니다. 해마가 제 기능을 하지 못하면 새로운 기억을 저장할 수 없게 됩니다. 하지만 치매가 오기 전의 기억은 오랜 기간 저장되어 있기도 합니다.

그래서 발병 초기에는 주변의 오해를 받기도 하는데, 이러한 증상이 나타나는 것은 인간의 뇌 속 관자엽 안쪽에 있는 해마의 위축 때문입니다. 해마를 컴퓨터에 비유하자면 메모리 기능을 한다고 할 수 있습니다. 메모리는 프로그램이나 데이터를 일시적으로 기억해 두는 장소를 말합니다.

책상을 한번 떠올려 볼까요? 사무실에 있는 책상이 넓으면 넓을수록 여러 가지 자료나 다양한 서류를 많이 펼쳐놓을 수 있어요. 메모리도 책상의 크기처럼 크면 클수록 작업이 원활하게 이루어집니다.

반대로 책상이 좁으면, 즉 메모리가 적으면 작업을 할 수 있는 공간이 줄어들어서 효율성이 떨어지겠지요? 컴퓨터에 내장된 메모리가 10GB였다가 1GB밖에 남지 않으면 효율성이 떨어지는 것처럼, 사람의 뇌 속 해마도 기록할 수 있는 공간이 줄어들면 기억장애가 생깁니다.

두 가지 종류의 기억장애

기억장애는 두 가지 종류로 나뉩니다. 각각 기명장애(記銘障碍)와 상기장애(想起障碍)라고 일컫는데, 내용 면에서 상당한 차이가 있습니다.

기명장애(단기기억장애)는 오래전의 경험은 그대로인데, 새로운 경험을 기억하지 못하게 되는 장애입니다. 중증인 경우에는 몇 분 전 또는 몇 초 전에 있었던 일조차 기억하지 못할 수도 있습니다. 해마의 위축이 장애의 원인이었을 경우 치료가 매우 어렵습니다.

반면에 상기장애(장기기억장애)는 과거에는 기억하고 있던 거의 모든 것들을 떠올리지 못하게 되는 기억장애입니다. 상기장애는 반드시 치매 진단을 받은 사람만이 갖고 있는 장애는 아닙니다. 치매와는 상관없이 과거에 대한 기억이 엷어지기도 한다는 뜻입니다.

중장년 이상의 나이가 되면 수많은 경험들이 거듭되기 때문에 특별한 경험이 아닌 한, 기억이 흐려지게 마련입니다. 나아가 그 위에 새로운 경험의 기억이 다시 쌓이게 되지요. 이와 같은 일이 반복될수록 과거의 기억들을 떠올리기가 힘들어지기 때문에 '저 사람 이름이 뭐였더라?'와 같은 기억장애가 나타나게 됩니다.

그러나 평상시에 기억하는 훈련을 꾸준히 하면 기억력의 저하를 막을 수 있습니다. 예를 들어 텔레비전 퀴즈 프로그램의 진행을 담당한 아나운서는 부저가 울릴 때마다 퀴즈 참가자의 이름을 정확하게 부르며 정답을 외칠 기회를 부여합니다. 이러한 능력은 상대하고 있는 사람들의 이름과 얼굴을 연결하는 자신만의 고리를 만들어, 얼굴을 보면 바로 이름을 떠올릴 수 있도록 훈련을 하기 때문에 가능한 것입니다.

이처럼 기억력을 향상시키기 위해 몇 분 전에 기억하고 있던 것이 무엇이었는지를 의식적으로 생각하는 훈련을 한다면 일정한 효과를 얻을 수 있습니다. 너무나 당연한 말이지만, 훈련을 오래 지속할수록 그 효과 또한 배가되겠지요.

♦ POINT ♦

자꾸만 가물가물해지는 기억, 훈련을 통해 예방할 수 있다.

청력이 나빠지기
시작했다면

청력저하와 치매의 연관성

청력저하 현상을 겪고 있는 노인들 중에서 '나이를 먹으면서 귀가 점점 어두워지니까 쓸데없는 소리가 들리지 않아서 참 편해!'라며 농담처럼 자신의 처지를 희화화하는 분들이 있습니다. 하지만 노인성 청력저하는 결코 가볍게 넘길 증상이 아닙니다. 청력은 듣는 능력 그 자체뿐만이 아니라 치매와도 연결되어 있기 때문입니다.

청력이 치매와 관련이 있다고 하면 많은 사람들이 고개를 갸웃하지만, 이는 분명한 사실입니다. 청력이 나빠지면 소리를 통해 받아들이는 정보가 줄어들고, 외부에서 들어오는 정보가 적어진 만큼 자극이 줄어들어 뇌의 노화가 급속하게 진행됩니다.

다음은 청력저하 초기에 나타나는 현상이므로, 부모님의 현재 상황과 비교하거나 확인해볼 필요가 있습니다.

- 현관 벨소리가 울려도 잘 듣지 못한다.
- 이야기를 듣고 되묻는 횟수가 잦아졌다.
- TV 볼륨이 커졌다.
- 건성으로 대충 대답한다.
- 고개를 갸우뚱하며 이야기를 듣는다.
- 전화 통화하는 목소리가 커졌다.

의학이 눈부시게 발전한 오늘날이지만, 아직도 나이를 먹으면서 생기는 청력저하는 진행을 멈추기가 어렵습니다. 하지만 부모님에게 이러한 증상이 나타났다면 최대한 빨리 이비인후과에 가서 진찰을 받도록 해야 합니다.

청력이 나빠지면 우선 주변 사람들과 정상적인 커뮤니케이션이 어려워지므로 많은 문제가 발생합니다. 이야기의 내용을 잘못 알아듣거나, 정확한 메시지를 전달받지 못해 오해를 하거나 시비를 걸기도 합니다.

또한 주변의 모든 소리가 제대로 들리지 않기 때문에 자신도 모르는 사이에 목소리가 커집니다. 목소리가 커지면 말하는 사람의 의도와는 상관없이 화를 내고 있는 것 같은 뉘앙스를 풍기게 됩니다. 귀가 잘 들리지 않는 부모와 큰 목소리로 이야기하는 자녀들의 대화가 마치 싸우는 것처럼 보이는 것도 그런 이유 때문입니다.

나이가 들면서 청력저하가 시작되면 당사자인 부모는 목소리가 잘 들리지 않기 때문에 자식들과의 대화를 기피하게 되고, 자녀들은 그런 부모의 눈치를 살피느라 제대로 된 커뮤니케이션을 하기가 힘들어집니다.

그런 시간이 지속되다 보면 서로를 이해하기 어려워지고, 급기야 부모와 자녀들 간의 관계가 소원해지는 최악의 결과가 초래되기도 합니다.

보청기는 가족 모두를 위해 반드시 필요한 물건

청력저하 상태가 오랫동안 지속되면 새로운 정보를 접하거나 새로운 정보가 머릿속에 입력되는 기회가 적어지므로 뇌를 자극할 수 있는 기회가 줄어들 수밖에 없습니다. 또한 주변 사람들과 대화를 나눌 기회가 사라지면서 말을 하는 횟수 역시 줄어들기 때문에 자신의 의사를 표현하기 위해 문장을 완성시켜 나가는 두뇌의 활동마저 느슨해져 결국 뇌 기능의 노화에 이은 치매의 악화로 이어지는 경우도 있습니다. 따라서 귀가 잘 들리지 않게 된 고령자에게는 보청기 사용을 적극 권해야 합니다.

보청기를 처음 사용하게 된 사람은 보청기를 마치 노화의 상징처럼 여겨 심한 거부반응을 보이기 쉽습니다. 부모님 입장에서는 보청기 사용을 권하는 자녀들이 마뜩잖다는 생각을 할 수도 있다는 뜻입니다.

하지만 '아버지와 더 많은 이야기를 나누고 싶어서' 또는 '사람들의 말을 제대로 듣지 못하는 엄마를 볼 때마다 가슴이 아파서' 등 자신의 솔직한 심정을 부모님께 말씀드리면 결국은 받아들이시게 될 것입니다.

나이가 들어 청력저하가 시작된 경우가 아니라 할지라도 타인과 의사소통이 원활하게 이루어지지 않으면 하루하루가 무미건조해집니다. 사는 것 자체에 그다지 재미를 느끼지 못하게 된다는 얘기입니다. 원활한 의사소통은 삶의 질을 크게 높여 줍니다.

더구나 최근에 출시되는 보청기는 예전에 비해 성능이 매우 좋아졌습니다. 게다가 크기 역시 겉으로 드러나 보이지 않을 만큼 작아져서 일부러 귓속을 들여다보지 않는 한 보청기 사용 여부를 알아볼 수도 없습니다.

부모님의 청력이 예전 같지 않다고 여겨지면 하루라도 빨리 진단을 받아 보청기를 사용하도록 하는 것이 치매를 예방하는 지름길이 기도 합니다.

♦ POINT ♦

부모님의 귀가 어두워졌다면 발 빠른 대처가 필요하다!

성격의 첨예화와
정신행동증상

성격이 예민해졌다면 치매의 신호

어느 날 갑자기 부모님이 '왠지 이상하다'고 느끼게 되는 징후로는 여러 가지가 있는데, 본래 갖고 있던 성격의 특징이 두드러지게 나타나는 경우도 그중 하나입니다. 이를 노인건강의학에서는 '성격의 첨예화'라고 일컬으며, 그 증상이 심해지면 급기야 정신행동증상이 나타납니다.

예를 들어 서랍에 넣어두었던 돈이 보이지 않는 상황을 가정해볼까요? 젊었을 때였다면 고개를 갸웃거리며 '내가 돈을 다른 곳에 두었나?' 또는 '뭔가를 사는 데 쓰고 깜박한 건가?' 등 자신의 기억을 더듬으며 사실관계를 검증하기 시작합니다. 물론 돈을 잃어버린 사람이 하게 되는 이와 같은 여러 가설들 중에는 '누군가가 훔쳐간 것인지도 모른다'는 의혹도 포함되어 있지만, 다양한 방법의 검증을 통해 사실이 확인되면 올바른 정보를 뇌에 입력하고 정정하지요.

하지만 치매가 진행되면 이러한 자체 검증 능력이 약해집니다. 이는 전두엽의 위축으로 인한 뇌 기능의 저하 때문인데, 심한 경우 검증은 물론이고 감정 조절마저 제대로 할 수 없는 상태에 이릅니다. 그리고 증상이 심해지면 본격적으로 망상을 하는 단계에 이릅니다.

'아들이 서랍 속에 넣어둔 내 돈을 훔쳐간 것이 틀림없어!'

'며느리가 나를 괴롭히기 위해 일부러 숨겨놓은 건지도 몰라!'

부모님이 자녀들에 대해 그런 생각을 하는 상황이 오면 몹시 서글퍼질 것입니다. 이처럼 뇌 기능의 저하로 인해 정신행동증상인 망상을 보여 주변 사람들을 곤혹스럽게 하는 경우가 자주 발생합니다.

이와 같은 망상은 본래 잠재적으로 갖고 있던 의심 많은 성격이 원인인 경우가 많습니다. 그런데 건강했던 젊었을 때와는 달리 '다시 한번 생각해보자'거나 '다른 가능성이 있을지도 몰라'와 같은 논리적인 가설 설정이 불가능해진 상태이므로 원초적인 성격이 곧바로 말과 행동으로 나타나는 것입니다. 그래서 의심 많은 성격을 지닌 사람이 피해망상에 시달릴 가능성이 더 높은 것이지요.

성격의 첨예화가 나타나는 현상은 의심 많은 성격의 고령자에게만 국한된 이야기가 아닙니다. 마음이 비뚤어진 사람은 더욱 비뚤어지고, 질투심이 많은 사람은 더욱 질투가 심해지며, 열등감을 가진 사람은 더욱더 열등감에 사로잡혀 당사자인 자신은 물론 주변 사람들을 힘들게 합니다.

'쓰기'와 '반복해서 읽기'로 뇌를 자극하라

성격의 첨예화로 부모님에게 나타나는 망상은 자녀들 입장에서 매우 괴로운 일이지만, 끈기를 갖고 차근차근 사실을 전달하는 방법 이외에 뾰족한 묘수는 없습니다. '돈이나 물건을 도둑맞았다'는 이른바 도둑망상을 극복하기 위해서는 메모나 일기를 활용하는 것도 좋습니다.

부모님에게 치매로 의심되는 증상이 나타나기 시작했는데, 부모님이 의심 많은 성격이라면 일기나 메모를 이용해 중요한 물건이나 돈이 있는 장소를 직접 기록하는 습관을 들이시게 하는 것이 바람직합니다. 자녀가 메모를 하고, 하루 중 일정한 시간을 정해 부모가 그 메모를 읽으며 확인하는 학습을 하는 것도 효과적인 방법입니다.

예컨대 '내 용돈 중 쓰고 남은 돈은 두 번째 서랍에 있다'거나 '연금이 들어오는 예금통장은 금고 안에 있다'고 적혀 있는 일기장이나 메모를 부모님이 반복적으로 읽어 확인하게 하는 것입니다. 치매 초기 단계의 경우 이와 같은 방법으로 망상 증상을 완화하거나 개선할 수 있습니다.

또한 시각이나 청각을 통해 들어온 정보에 대해 반복해서 쓰거나 읽는 행위는 망상을 멈추게 하는 데 효과적일 수도 있습니다. 나아가 그런 행동 자체가 입력과 출력의 반복을 통해 뇌를 자극하므로 올바른 기억을 정착시키는 한편, 뇌의 노화를 방지하는 역할도 합니다.

◆ POINT ◆

망상을 방지하려면 메모를 활용하라!

부모님에게
의존증이 생겼다면

왜 계속 물건을 사게 되는가

연로하신 부모님의 행동양식 변화를 감지한 자녀들 중에서 부모님의 의존증 증세를 보고 치매가 왔을 가능성을 짐작했다는 사람들이 상당수 있습니다. 의존증이란 자기 자신이 아닌 다른 무엇인가에 의지해 생활하거나 존재하려는 경향이 심한 심리적 상태를 일컫는 용어로 담배, 알코올, 마약 등에 대한 의존증이 널리 알려져 있지요.

수중에 있는 돈을 분별없이 마구 탕진해 버리거나, 집에 비슷한 물건이 이미 여러 개 있는데도 외출할 때마다 같은 종류의 물건을 사들이는 경우도 의존증에 해당합니다. 특히 이러한 '쇼핑 의존증'은 치매에 걸린 사람들에게 종종 나타납니다.

그렇다면 이 같은 행동이 나타나는 이유는 무엇일까요? 앞에서 설명했던 것처럼, 나이가 들면서 전두엽이 위축되어 스스로의 행동을 억제할 수 없는 상태에 이르게 되는 현상이 의존증에 걸리는 원인입니다. 특히 자존감이 충만하지 않은 사람이라면 의존증 증세가 급격하게 확대, 발전되므로 각별한 주의를 기울여야 합니다.

예를 들면 백화점에 근무하는 판매원들의 친절지수는 매우 높습니다. 어떤 물건에 관심을 보이거나 고르기 시작하면 더욱더 상냥하고 친절해집니다. 자존감이 부족한 노인 입장에서 백화점 판매원들에게 받는 극진한 대우는 마음을 매우 흡족하게 합니다.

값비싼 물건을 구입할 때 판매원의 친절지수는 극에 달합니다. 노인이라고 해서 그런 사실을 모를 리 없지만, 반드시 필요한 물건이 아닌데도 과감하게 물건 값을 지불하게 되는 것입니다.

그런 과정을 통해 자존감이 충족됩니다. 그리고 똑같은 현상이 반복되지요. 그래서 결국 물건 구입 → 자존감 충족 → 새로운 물건 구입이라는 '쇼핑 의존증'의 굴레가 만들어지고 마는 것입니다.

어느 순간 변해버린 부모님의 모습에 자녀들은 당혹스러울 수밖에 없습니다. 이제 물건 사들여오기를 그만두었으면 하는 바람과 함께 여러 가지 대책을 마련하기 시작합니다. 그런데 부모님의 그

런 행동을 곧바로 강력하게 막으려 하면 오히려 역효과를 불러일으
킬 가능성이 높습니다.

'이제 제발 그만하시라고요!'

'도대체 이 많은 물건들을 언제 다 쓰실 거예요?'

이렇게 무작정 화를 낼 것이 아니라 부모님이 왜 그런 행동을 반
복하게 되었는지, 그 원인을 찾아보는 것이 훨씬 더 중요합니다.

부모님의 옛 기억에 해결의 실마리가 있다

쇼핑 의존증에는 '특정한 물건에 대한 집착'이라는 행동 패턴도
있습니다. 예컨대 외출할 때마다 자양강장제를 사는 사람의 경우
'자양강장제는 몸에 좋다'는 믿음이 마음속 깊은 곳에 잠재해 있을
확률이 높습니다.

나는 몇 년 전 그와 비슷한 양상을 보이는 환자의 자녀와 상담한
적이 있습니다. '연세가 상당히 많은데도 혼자 살기를 고집하는 어
머니가 겨울철만 되면 온갖 종류의 석유난로를 사들여 쌓아놓곤 하
는데 어찌하면 좋을지 모르겠다'는 내용이었습니다.

상담을 신청한 사람은 눈이 많이 내리는 지역으로 유명한 니가타
현에서 살고 있었습니다. 아마도 그의 어머니는 동절기만 되면 엄

청난 추위 때문에 손발이 꽁꽁 얼어붙던 어렸을 적 기억을 잊을 수가 없었을 것입니다. 바로 그런 경험 때문에 '철저하게 준비해야 겨울철 매서운 눈보라를 무사히 이겨낼 수 있다'는 생각을 하게 되었고, 치매가 진행되는 과정에서 '추워지면 난로를 사야 한다'는 행동으로 나타난 것입니다.

또 다른 상담 사례는 '혼자 살고 계시는 어머니를 만나기 위해 본가에 가서 냉장고를 열어보았더니 냉장실 전체가 달걀로 가득 채워져 있었다'면서, 도무지 이해할 수 없는 어머니의 행동을 어떻게 받아들여야 할지 모르겠다고 어려움을 호소하는 것이었습니다.

그의 어머니는 태평양전쟁을 전후한 시기에 어린 시절을 보냈습니다. 다시 말하자면 국가적으로 식량난이 최악의 정점을 찍고 있던 때와 식욕이 왕성한 성장기가 맞닿아 있었던 셈이지요. 그 당시 달걀은 고관대작들이나 먹을 수 있는 고급 식재료 중 하나였습니다. 그랬던 만큼 당시 그의 어머니에게 달걀 반찬은 선망의 대상이었을 테고요.

두 환자가 각각 난로와 달걀을 잔뜩 사들인 원인은 거의 유사합니다. 두 사람 모두 옛 기억과 강렬하게 연결되어 있는 물건에 대한 집착이 치매의 진행과 함께 가시화되고 있었던 것입니다.

그나마 다행스러운 점은 특정 물건을 사 모으는 구매 행위는 계속되고 있었지만, 사들인 여러 대의 난로를 모두 가동시키거나 엄청난 양의 달걀을 금세 먹어치우는 일이 일어나지는 않았다는 사실입니다. 안전이나 건강 측면에서 불행 중 다행인 사례라고 할 수 있겠지요.

이처럼 특정 물건에 대한 집착이나 사 모으기가 지속될 경우 부모님에게 조심스럽게 그 까닭을 물어보는 것도 상황을 타개하는 방법 중 하나입니다. 다만 대화를 할 때 '왜'라는 관점을 염두에 두고 부모님의 옛 기억 속으로 함께 들어가보는 것입니다. 그렇게 하는 와중에 문제 해결의 실마리를 찾아낼 가능성도 충분히 있습니다.

끈기가 필요한 일이지만 일단 부모님의 행동을 받아들인 뒤, 따뜻한 목소리로 다정하게 설명해야 합니다. 다만 쇼핑 의존증은 돈이 들기 때문에 경제적인 측면도 고려하지 않을 수 없습니다. 부모님의 용돈을 철저하게 유지, 관리하면서 가정 경제에 피해를 주지 않는 한도 내에서 '당신의 쇼핑'을 일정 부분 묵인해주는 것도 좋은 방법입니다.

◆ POINT ◆

비정상적인 쇼핑에는 이유가 있다.

부모님의
외모 관리

취향·기호·성격 변화가 갖는 의미

많은 사람들에게 청결함이나 외모 관리에 소홀해지는 것이 치매의 첫 단계인 것으로 알려져 있습니다. 정상적인 두뇌 활동에 문제가 생기면서 가장 먼저 손을 쓰지 않게 된 것이 바로 번거롭거나 귀찮은 일들이기 때문이라는 것이지요.

'우리 어머니는 젊었을 때 멋쟁이 아줌마로 소문이 자자했는데, 언젠가부터 외모에는 관심이 전혀 없는 사람처럼 아무 옷이나 입고 외출을 하셔.'

'우리 아버지는 목욕하는 횟수가 눈에 띄게 줄어들었을 뿐만 아니

라, 아예 씻는 것 자체를 귀찮아하시는 거 같아.'

나이가 들어 기력이 떨어지면서 꾸밈에 대한 관심이 줄어들거나, 번거로움을 피하려는 경향은 누구에게서나 조금씩 나타납니다. 외모 관리에 소홀해지고 목욕 횟수가 줄어들었다고 해서 치매라고 판단하는 것은 성급한 생각일 수도 있다는 뜻입니다. 다만 치매 증상 중에 '취향이나 기호의 급격한 변화'나 '성격의 급격한 변화'가 포함되어 있기는 합니다.

불과 얼마 전까지만 해도 유난스러울 만큼 정갈하고 멋 부리기를 좋아하던 부모님이 어느 날 갑자기 옷차림에 신경을 쓰지 않는다거나 목욕하는 횟수가 줄어들었다면 반드시 이상하게 느껴지겠지요. 하지만 이 경우 역시 앞서 언급했던 것처럼 치매보다는 노인성 우울증부터 의심해보는 것이 바람직합니다.

일반인들에게 널리 알려지지는 않았지만 **취향·기호·성격의 급격한 변화**는 노인성 우울증 증상에도 포함되어 있기 때문입니다. 특히 노년이 시작되는 시점인 70대를 전후한 부모님에게 그런 증상이 나타났다면 노인성 우울증일 가능성이 상당히 높습니다.

부모님이 자각하고 있는지를 확인하라

부모님의 일상적인 생활패턴 변화, 즉 '멋 내기를 그만뒀다', '예전과는 달리 청결 상태에 신경을 쓰지 않는다', '날마다 목욕하는 것을 귀찮게 여긴다' 등과 같은 변화가 사실은 부모님이 고민을 거듭한 끝에 오랜 세월 지속해왔던 삶의 방식을 바꾼 것일 수도 있습니다.

예를 들어 '옷 사는 데 들어가는 돈을 모아 여행 경비로 사용하는 것이 바람직하다' 또는 '자칫하면 몸에 무리가 따를 수 있으므로 가능한 한 목욕 횟수를 줄이자'처럼 스스로의 의지에 따라 과거의 습관을 버리자는 결정을 내렸을 수도 있다는 얘기입니다.

말이나 행동이 갑자기 바뀌거나 성격이 급격하게 변화한 경우를 제외하고는 치매나 우울증과의 관련성이 높지 않습니다. 다만 미래에 대해 극단적일 만큼 비관적으로 생각하거나 돈을 쓰지 않게 되었다면 우울증일 가능성도 있으니 세심한 주의가 필요합니다.

따라서 일상생활의 패턴이 변한 이유를 부모님께 직접 물어보는 것이 문제를 해결하는 가장 현명한 방법일 수도 있습니다. 자녀들의 질문에 부모님이 자신의 결정에 따라 삶의 방식을 바꾼 것이라고 대답한다면 문제 삼을 필요가 전혀 없습니다.

하지만 '내가 변했다고? 전혀 몰랐는데……' 또는 '글쎄, 내가 왜 그랬을까' 등과 같이 두루뭉술한 대답이 돌아온다면 치매나 우울증의 초기 증상일 가능성이 있으므로 병원을 찾아가 진찰을 받는 것이 현명한 일입니다.

다만 치매나 우울증과 관련이 없다고 하더라도 자신의 외모에 어느 정도 신경을 쓰는 것이 좋겠지요. 사람의 외모는 상대방으로 하여금 자신의 첫인상을 각인시키는 중요한 잣대로 작용합니다. 적당한 외모 가꾸기는 원만한 인간관계를 위한 기본적인 요소인 것입니다.

늙은이가 치장한다고 해서 뭐가 얼마나 달라지겠느냐는 생각으로 외모에 신경을 전혀 쓰지 않거나, 귀찮다는 이유로 씻기를 거부해 지저분한 상태가 오래 지속되면 사람들과의 교류에 커다란 걸림돌이 됩니다.

다양한 인간관계가 소원해진 만큼 부모님이 얻을 수 있는 정보의 양은 줄어듭니다. 또한 새롭게 받아들인 정보의 양이 많지 않으므로 뇌 자극 역시 줄어들 수밖에 없겠지요.

자신의 외모에 신경을 쓰는 등 다른 사람들에게 어떻게 보일지를 의식하며 준비하고 행동하는 것은 치매를 예방하는 데 대단히 중요한 역할을 합니다.

치매를 예방하는 데는 '이를 닦는다', '머리를 손질한다', '옷차림에 신경을 쓴다', '화장을 꼼꼼하게 한다' 등과 같이 일상적인 습관에 정성을 기울이는 것도 효과적입니다. 부모님의 일상이 '대충대

충'이나 '귀찮음'으로 흘러가지 않도록 돕는 한편, 매 순간 뇌 전체
가 자극을 받을 수 있고 뇌세포를 살릴 수 있는 생활습관을 실천하
는 것이 얼마나 중요한지를 반드시 기억해두기 바랍니다.

◆ POINT ◆

삶의 방식이 왜 바뀌었는지, 그 이유를 찾아라

부모님에게
역할을 부여하라

잘못된 대응이 치매를 악화시킨다

지금까지 치매가 초래하는 변화로 인해 어떤 일들이 일어날 수 있는지 살펴보았습니다.

그 밖에도 수없이 많은 사례와 유형들이 있지만 우리가 마주하고 있는 치매는 진행성 질환이므로 앞으로 보다 심각한 일이 일어날 수도 있습니다.

치매는, 급속한 고령화로 노인들의 발병 위험이 증가하고 있는 현대사회에서 필연적으로 나타날 수밖에 없는 퇴행성 질환입니다. 그렇다고 해서 절망할 것까지는 없습니다. 치매와 관련된 연구 성과가 나날이 발전하고 있으며, 아직 완치할 수는 없지만 치매 증상의 진행을 막거나 늦추는 효과적인 방법들이 개발되고 있기 때문입니다. 따라서 부모님이 치매를 앓고 있다고 하더라도 포기하는 일이 있어서는 절대로 안 됩니다.

특히 부모님이 치매에 걸렸으니 지금까지 해오던 일들을 그만두게 하는 것이 좋을지도 모른다는 생각이나 태도는 금물입니다. 비록 중증 치매 단계에 접어들기 전까지는 혼자 살면서도 기본적인 일상생활을 유지하는 치매환자도 많습니다.

또한 오랫동안 농업에 종사해온 분들 중에는 치매 증상이 나타나 손자 이름은 잊어버렸지만, 채소나 과일을 재배하는 방법만큼은 절대 잊어버리지 않는 분들도 있습니다.

이처럼 인간의 뇌는 다양한 기능을 갖고 있습니다. 비록 치매로 인해 본래의 기능이 일정 부분 줄어들었다고 할지라도 한편으로 어떤 기능은 잔존, 유지되고 있습니다. 이와 같은 기능을 통해 기본적인 일상생활을 영위할 수 있는 것입니다.

시나브로 기력이 약해지는 부모님의 모습을 한번 떠올려보세요. 집에서 손자들을 돌보거나 가게 일을 돕고, 정원을 꼼꼼하게 손질하거나 자식이 일하는 낮 시간에는 집안을 깔끔하게 치우는 등 다양한 일을 하고 있습니다.

특별한 경우가 아닌 한, 주변 사람들에게 민폐를 끼치기는커녕

가족들에게 많은 도움을 주고 있습니다.

부모님에게서 이러한 역할을 빼앗아버리면 뇌의 노화 속도는 걷잡을 수 없이 앞당겨져 치매 증상의 진행에 박차를 가하게 됩니다. 부모님이 걱정돼서, 부모님을 배려해서 내린 자녀들의 잘못된 결정이 오히려 부모님의 치매를 악화시키는 결과를 초래할 수도 있다는 사실을 명심해야 합니다.

경험과 함께 쌓인 부모님의 능력을 존중하라

인간의 뇌 속에 들어 있는 잔존 기능을, 비행 중에 엔진이 고장 난 비행기에 빗대어 설명해 보겠습니다.

만약 태평양 상공을 가로지르며 날아가던 여객기의 엔진이 작동을 멈추어 버렸다면 어떻게 될까요? 문제가 발생한 바로 그 순간, 수많은 승객을 태운 비행기는 한없이 드넓은 태평양으로 추락하고 마는 것일까요?

정답은 '추락하지 않는다'입니다. 왜냐하면 비행기는 엔진을 하나가 아니라 두 개에서 네 개까지 탑재하고 있기 때문입니다. 다시 말해서 엔진 하나가 고장 난다고 해도 여분의 엔진을 작동시킬 수 있으므로 바닷속으로 추락하는 불상사가 일어나지 않는 것입니다.

치매에 걸린 환자도 이 여객기처럼 '한쪽 엔진 비행 상태'라고 할 수 있습니다.

지능과 체력 면에서 갖고 있는 모든 능력치를 발휘할 수는 없지만, 남은 지능과 체력을 끌어올려 지금까지 해왔던 일상 속의 다양한 일들을 소화해낼 수 있다는 뜻입니다.

'한쪽 엔진 비행'을 해야만 하는 여객기는 본래의 목적지까지 향하는 비행은 위험하기 때문에 가능한 한 가까운 공항에 비상착륙합니다. 그런 후에 고장 난 엔진을 수리해 또다시 하늘을 날게 됩니다.

이와 마찬가지로 치매에 걸린 고령자 역시 약간의 불편만 감수하면 문제없이 비행을 계속해 목적지에 도착할 수 있습니다.

젊었을 때의 번뜩이는 지능과 지칠 줄 모르는 체력에 비할 정도는 아니지만, 오랜 세월을 통해 축적한 경험에서 우러나오는 노련한 능력과 기술 대부분은 뇌와 신체가 정확하게 기억하고 있습니다. 비록 한정적인 분야나 기간에 불과할 가능성이 높기는 하지만, 어떤 면에서는 자식 세대보다 뛰어난 능력을 발휘할 수도 있습니다.

엔진 고장으로 인해 비상 착륙을 시도하는 비행기를 부드럽게 조종하는 기술은 신출내기 젊은 조종사보다 나이 지긋한 베테랑 파일럿이 훨씬 뛰어납니다.

부모님의 고장 난 엔진을 슬퍼하기보다는, 아직까지 정상적으로 작동하고 있는 엔진을 보다 효율적으로 활용할 수 있는 방법을 찾아드리는 것이 자식으로서 바람직한 자세입니다.

♦ POINT ♦

부모님이라는 숙달된 파일럿에게 걸맞은 역할을 부여하라!

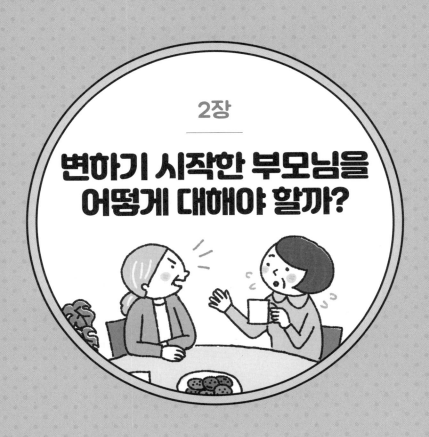

2장

변하기 시작한 부모님을
어떻게 대해야 할까?

현재 부모님의 모습을
똑바로 마주하라

어렸을 적 부모님의 모습을 떠올리지 말라

자녀들은 대부분 부모님의 젊은 시절을 기억하고 있습니다. 따라서 치매가 온 현재의 부모님과 과거 부모님의 모습을 비교하면서 한숨을 짓기도 합니다. 하지만 그와 같은 일들은 아무런 의미가 없습니다. 자칫 잘못하면 부모님의 병세에 악영향을 끼칠 뿐이지요.

'얼마 전까지만 해도 이 정도는 쉽사리 처리하실 수 있었는데…….'

'이젠 이보다 더 수월한 일도 하실 수 없겠지?'

이런 생각은 금물입니다. 가능한 한 부정적인 생각은 접고, 긍정적인 면을 바라보도록 애써야 합니다.

'아직도 이 일은 감당하실 수 있잖아!'

'기력이 더 많이 떨어지지 않아 다행이야.'

자녀의 긍정적인 자세는 환자인 부모님에게 고스란히 전달됩니다. 또한 긍정적인 마음가짐으로 대하다 보면 간과하기 쉬운 부모님의 장점이 보일 가능성이 높습니다. 새로운 것은 여러 차례 반복해서 알려드려도 망각하기 십상이지만, 다른 부분에서는 예전의 경험을 기억 속에서 끄집어내 놀랄 만한 지혜를 발휘하기도 합니다.

부모님의 장점과 지금 할 수 있는 일에 초점을 맞추어 생각하고 관심을 기울인다면 부모님에 대한 부정적인 감정도 줄어듭니다.

할 수 있는 일보다 할 수 없는 일에 초점을 맞추기 때문에 부모님의 얼굴을 대할 때마다 암담하거나 슬픈 감정이 솟구쳐 오르는 것입니다.

자식의 설득보다 부모님의 이해가 중요하다

치매가 진행 중인 부모님에게 화가 났을 때 자신도 모르는 사이에 짜증 섞인 목소리를 내는 것도 역효과를 불러일으키기 쉽습니다. 그런 행위의 부작용은 치매 환자에게만 국한되어 나타나는 것이 아닙니다.

상대방이 누구든 지위고하, 남녀노소를 막론하고 화를 내거나 불만 가득한 훈계를 해서 행동의 변화를 유도해 내기란 결코 쉽지 않습니다. 오히려 상대방의 자존심에 상처를 입히거나 반항심을 건드려 더욱 거세게 고집을 부리게 되는 것이 일반적인 현상입니다.

상대방이 치매를 앓고 있는 부모님일 경우 더욱더 그렇습니다. 상처받은 자존심은 사건의 본질을 왜곡하기도 합니다. 그래서 자신이 저지른 잘못보다는 '아들한테 수모를 당했다', '딸이 나를 제 자식 다루듯 했다', '애써 키운 자식한테 혼이 났다'는 등 억울한 감정이 자꾸만 눈덩이처럼 불어납니다.

그래서 결국에는 무슨 이유 때문에 혼이 났는지는 까맣게 잊어버리고, 나를 혼낸 자녀의 화난 목소리와 표정만 기억 속에 남게 됩니다. 따라서 부모님이 이해할 수 없는 행동을 하거나, 엉뚱한 말을 하더라도 즉각적으로 감정적인 반응을 보이는 것은 절대로 삼가야 합니다.

부모님의 어떤 실수에 대해 '도대체 왜 그랬어요?'라고 다그치는 것보다는 '아버지의 그런 마음도 충분히 이해가 되지만, 혹시 이렇게 생각하면 어땠을까요?'와 같은 방법으로 차분하게 대화를 이끌어내는 태도가 바람직합니다.

부모님과 효과적인 의견 교환을 하기 위해서는 대화하는 방법과

단어 선택에도 신경을 써야 합니다. 특히 부모님을 향한 대답이 어떤 경우에도 'NO'에서부터 시작하지 않아야 합니다. 다만 반드시 부모님을 설득해야만 하는 상황이라면 우선 'YES'부터 외치고 나서 부모님을 진정시킨 다음에야 비로소 'BUT'을 추가하는 것이 효과적입니다.

◆ POINT ◆

자식의 'NO!'는 부모님의 자존감에 상처를 입힌다.

부모님의 증상에
감정적으로 대처하지 말라

증상이 나타나는 모습은 개개인의 성격에 따라 차이가 있다

내가 노인정신의학이라는 분야에 첫발을 내디뎠던 시절의 옛날
이야기입니다. 나는 도쿄 스기나미 구에 있는 요쿠후카이병원 정신
과에 근무하게 되었는데, 덕분에 당시 부장님이었던 다케나카 호시
지로 선생님을 만나 함께 일할 수 있었습니다.

다케나카 호시지로 선생님은 참으로 배울 점이 많은 훌륭한 분으
로, 신출내기 시절 그분을 모시면서 배울 수 있었던 것이 훗날 제게
큰 도움이 되었습니다. 당시 다케나카 호시지로 선생님은 후배나
제자들에게 '치매는 자신의 결함 상태에 대한 인격의 반응이다!'라

고 강조했습니다.

알기 쉽게 풀어 설명하자면, 치매로 인한 각종 증상은 '지금까지 자신이 갖고 있던 능력이 결여되면서 원래 성격이 반응하여 드러나는 것이기 때문에 다양한 증상들이 나타난다'는 것입니다.

예컨대 결함 증상 중 하나인 '기억력 장애'가 일어나 부모님이 물건을 어디에 두었는지 기억하지 못한다고 가정해 보도록 하지요. 부모님이 본래 의심 많은 성격의 소유자였다면 자신이 짐작하는 누군가를 붙잡고 대뜸 '네가 훔쳐 갔지?'라며 호통을 칠 가능성이 높습니다.

반면에 부모님이 내성적인 성격에 자책감을 크게 느끼는 사람이었다면, 작은 물건 하나를 잃어버렸다는 이유로 기분이 심하게 다운될 수 있는데, 때로는 우울증으로까지 이어지기도 합니다.

그렇다면 밝고 낙천적인 성격을 가진 사람에게는 어떤 현상이 나타날까요? 모두들 충분히 예상하셨던 것처럼 그까짓 작은 물건 하나에는 조금도 신경 쓰지 않습니다. 그리고 얼마 지나지 않아 자신이 뭔가를 잃어버렸다는 사실조차 기억 속에서 사라져 갑니다.

이처럼 **똑같은 상황이지만 그에 대한 반응, 즉 외부로 나타나는 증상은 제각각 갖고 있던 본래의 성격에 따라 전혀 다른 양상을 보입니다.** 따라서 그와 같은 반응에 대해 자녀들이 '도대체 왜 그러시는 거예요?'라며 감정적인 대응을 한다고 해도 아무런 의미가 없습니다. 그러므로 '아버지가 갖고 있던 본래의 성격에 따른 반응이구나'라고 생각하며 침착하게 대응하는 것이 좋습니다.

5분 전 일은 까맣게 잊어도, 정상적인 대화를 나눌 수는 있다

치매에 걸리면 불과 5분 전에 벌어졌던 일을 전혀 기억하지 못하는 상황에 이르기도 합니다. 하지만 누군가가 지금 눈앞에서 하고 있는 말은 이해할 수 있기 때문에 정상적인 대화를 나눌 수는 있습니다.

특히 초기 치매 증상을 보이고 있을 때는 평상시와 거의 다를 바가 없습니다. 그래서 자녀들조차도 부모님에게 치매가 왔다는 사실을 알아차리기가 쉽지 않습니다. 기억력 저하가 진행 중이라 할지라도 지능은 거의 그대로 유지되고 있기 때문입니다.

나아가 원래 지능이 높았던 사람은 치매에 걸렸더라도 초기 단계였을 때는 고도의 지적 작업을 수행하는 데도 큰 문제가 없습니다. 그런 특성 때문에 나라의 지도자나 대기업의 경영자 등에게 기억력 장애 초기 증상이 나타나더라도 일정 기간 동안 임무 수행을 해낼 수 있는 것입니다. 여전히 업무에 대한 사고 능력은 유지되고 있는 데다 중요한 결정사항과 관련한 일에 대한 사고 능력을 가지고 있고, 새로운 스케줄 등은 비서관이 관리해주니 결정적인 실수를 피할 수 있었던 것이지요.

여러 차례에 걸쳐 치매는 '진행성 질환'이라는 언급을 했습니다. 진행성 질환이란 발병 이후 시간의 경과에 따라 병세의 정도가 달라진다는 뜻입니다. 영국의 윈스턴 처칠 수상이나 미국의 로널드 레이건 대통령의 경우 훗날 공표된 증상으로 미루어 보았을 때 현직이었을 때 이미 치매 초기증상을 보였던 것으로 추측됩니다. 즉 가벼운 기억력 저하 증상이 시작되고 있었던 것입니다. 하지만 그 증상이 원인이 되어 문제가 될 만한 정치적 과실을 저지르지는 않았습니다.

이처럼 치매에 걸렸더라도 해낼 수 있는 일이 많다는 사실을 반드시 기억해 두어야 합니다. 그렇게 함으로써 치매에 걸린 부모님을 보다 긍정적인 마음가짐으로 대할 수 있도록 해야 합니다.

◆ POINT ◆

치매는 능력의 일부분이 결여되는 것뿐이다.

뇌의 남은 힘을
끌어내라

뇌가 위축되더라도 퇴화하지는 않도록!

누구나 나이가 들면서 전두엽이 위축된다는 사실은 앞에서 이미 말씀드린 바 있습니다. 전두엽의 위축이 진행되면 언젠가 치매가 발병하는 순간이 찾아올 수 있습니다. 그런데 똑같은 나이인데도 자신의 일을 왕성하게 하고 있거나, 새로운 일에 도전하는 고령자도 많습니다.

도대체 이러한 차이는 어디에서 나오는 것일까요?

지금으로부터 10여 년 전 어느 날, 70~80대의 나이로 현역 활동을 지속하고 있는 정치가와 기업인들의 뇌 CT 영상을 본 적이 있습니다. 그런데 그들의 전두엽 역시 위축되어 가고 있기는 마찬가지였습니다.

촬영 후 인터뷰에서 '고령임에도 왕성하게 활동할 수 있는 비결'에 대해 그들은 마치 약속이라도 한 것처럼 '젊었을 때와 비교해 일이나 취미에 대한 의욕이 전혀 꺾이지 않았다'고 강조했습니다. 전두엽이 위축되면 필연적으로 의욕도 줄어들 수밖에 없다고 배웠는데, 실제로는 그렇지 않았던 것입니다. 어쩌면 목표에 대한 집념 덕분에 지극히 자연스러운 노화현상을 극복해내고 있었는지도 모를 일입니다.

거듭 강조하는 말이지만 전두엽의 위축을 막을 수는 없습니다. 하지만 줄어든 전두엽을 끊임없이 자극하고 단련하면 감정과 의욕의 노화는 일정 부분 방지할 수 있습니다. 이 말을 뒤집어 생각해보면 '전두엽을 사용하지 않는 사람은 전두엽을 계속 사용하는 사람에 비해 신체적 기능과 정신적 의욕이 떨어지기 쉽다'는 뜻이기도 합니다.

뇌의 남은 힘을 최대한 활용하려면

인간의 뇌에는 약 1,000억 개의 신경세포가 있습니다. 하지만 사람이 평생을 살면서 실제로 사용하는 세포는 최대 10% 정도에 불과한 것으로 알려져 있습니다. 엄청난 천재로 알려진 아인슈타인이나 스티븐 호킹 등 몇몇을 제외한 거의 모든 사람들은 자신의 뇌 속에 들어 있는 신경세포를 한 자릿수 이하의 비율만 사용하다 세상을 떠나는 것입니다.

비행기의 예비 엔진처럼, 잔존 기능을 탑재한 인간의 뇌는 예비 용량이 대단히 풍부한 기관입니다. 예비 용량이 크다는 것은 실제로 사용하는 양에 비해 본래의 양이 매우 많다는 뜻입니다. 뇌를 끊임없이 자극하며 계속 사용하면 평소에 잠들어 있던 신경세포가 활발하게 움직이기 시작하면서 노화로 줄어들었던 신경세포를 채워줄 수 있게 됩니다.

물론 치매와 같은 질병이 오면 일정 개수의 신경세포가 줄어들뿐만 아니라 베타 아밀로이드 단백질 침착과 다른 요인들의 상호작용을 통해 신경세포가 파괴됩니다. 따라서 뇌를 많이 사용하면 치매에 걸리지 않는다고 단언할 수는 없지요. 그렇다고 해서 '뇌를 활성화하든 말든 치매에 걸릴 사람은 언젠가 걸리게 되어 있으니까 별 수 없다!'면서 자신의 뇌 상태를 강 건너 불구경하듯 방치하려는 사람은 아마 없을 것입니다.

한편, **뇌를 오랫동안 사용하지 않으면 치매가 아닌데도 치매와 거의 같은 증상을 보이기도 합니다.** 그런 사람의 **뇌를 검사해보면 치매로 인한 병적인 변화가 아닌, 정상적인 노화로 뇌가 위축되었**

을 뿐인데 실제로는 치매 증상과 비슷한 변화를 보이고 있는 것입니다.

  항간에 널리 퍼진 '뇌를 쓰면 절대로 치매에 걸리지 않는다'는 말이 100% 완벽한 사실은 아닙니다. 하지만 자신의 뇌를 적극적으로 가동하면서 지금까지 사용하지 않았던 신경세포를 자극한다면, 신경세포들의 상호작용으로 뇌 속의 신경망이 늘어나면서 사용하지 않은 엄청난 양의 뇌인지 예비용량을 끌어올려 뇌를 효과적으로 사용할 수 있습니다.

  따라서 사람은 누구나 죽는 순간까지 민첩한 두뇌를 유지하겠다는 목표를 세울 필요가 있습니다. 나아가 부모님이 전두엽을 끊임없이 자극할 수 있도록 도움을 주는 것은 자식으로서 마땅히 해야 할 중요한 일 가운데 하나입니다.

◆ POINT ◆

전두엽을 자극하면 뇌의 노화를 막을 수 있다!

새로운 고민거리를 만들어
항상 고민하게 하라

익숙한 모든 것들은 우리의 뇌를 자극하지 못한다

뇌를 가동시켜 자극을 주는 것은 매우 중요한 일이라고 여러 차
례 강조해왔는데, 방법을 알아야 실천을 할 수 있겠지요. 그렇다면
과연 어떻게 해야 뇌에 자극을 줄 수 있을까요?

전두엽의 노화를 막는 방법을 말하면서 간단하게 설명했던 것처
럼 **평소에 접하지 않은 새로운 일과 맞닥뜨리는 것**입니다.

이것은 마음만 먹으면 언제 어디서든 어렵지 않게 실천 가능한
일이기도 하지요. 처음 만난 사람과 대화를 나누어보는 것, 평소와
는 다른 길을 통해 집으로 돌아오는 것 등등 여러가지가 있을 것입

니다.

전두엽 노화 방지 훈련은 집 안에서도 얼마든지 가능합니다. 아버님의 정치적 견해가 보수적이어서 보수 진영과 관련된 책만 찾아 읽으며 고개를 끄덕이기만 할 뿐이라면 전두엽이 한정적인 자극만 받게 됩니다. 따라서 전두엽을 활성화하려면 보수 진영의 책이 아니라 진보적인 사상을 담은 책을 읽는 것이 바람직합니다.

그 과정에서 아버님의 뇌 속에서는 보수와 진보의 논리가 뒤엉켜 다툼을 벌일 테고, 그 다툼이 확대되면 될수록 전두엽에 가해지는 자극은 커지기 때문입니다. 평소 진보적인 성향이 강한 부모님이라면 반대로 보수적인 내용이 담긴 책을 선택해야 하는 것은 당연한 일이겠지요.

부모님이 아직 건강을 유지하고 있다고 할지라도 오늘 당장 '이 책 한번 읽어보시면 좋을 것 같아 사왔습니다' 하면서 부모님의 생각에 반하는 책을 권유해보는 것은 어떨까요?

부모님은 우선 자녀의 느닷없는 책 선물에 고마움을 느낄 것입니다. 하지만 목차를 훑어본 순간 투덜거림이 시작될 수도 있습니다. 그래도 분명히 끝까지 읽으실 것으로 확신합니다. 사랑하는 자녀에게 받은 선물이니까요.

이 세상 모든 자녀들이 부모님 공경하는 마음을 용돈이나 맛있는 음식으로만 표현하지 말고, 먼 훗날 찾아올지도 모를 치매를 아예 예방하거나 최대한 미루기 위한 노력도 함께 했으면 하는 바람을 가져봅니다.

자녀들을 위해 요리하기를 좋아하시는 어머니의 뇌 역시 언제나 정해진 재료에, 틀에 박힌 조리법으로 똑같은 음식을 만들어낸다면 전두엽이 자극을 받지 않아 활성화를 꿈꿀 수 없습니다. 그러니 지금껏 어머니께서 만들어본 적이 없는 요리를 조심스럽게 부탁드려 보는 거예요. 자녀로부터 생소한 음식을 해달라는 부탁을 받은 어머니의 머리는 시장을 향하는 순간부터 터질 듯이 복잡해질 것입니다.

어떤 재료를 얼마만큼 살 것인지, 어떤 방법으로 조리를 할 것인지, 심지어 어떤 그릇에 어떤 모양으로 담아내는 게 먹음직스러울 것인지에 이르기까지 오만 가지 생각이 머릿속을 어지럽히겠지요. 하지만 그 과정에서 어머니의 전두엽은 크나큰 자극을 받게 될 것입니다.

독서든 요리든 시도조차 하지 않으면 부모님의 뇌를 활성화할 수 없습니다. 그렇다고 해서 무조건 새로운 것을 받아들이고 좋은 쪽으로 결론지어야 하는 것은 아닙니다. 진보 성향의 책을 읽어보았지만 '나는 역시 보수적인 견해에 고개가 끄덕여진다'거나, 어렵사리 낯선 음식을 만들어 먹어보았지만 '음식은 역시 오랫동안 입맛에 길들여진 요리가 최고다'라는 생각이 더욱 굳어진다고 해도 상관없습니다.

이러한 시도에서 가장 중요한 것은 '선택지는 한 가지가 아니다'라는 유연한 사고방식을 갖도록 하는 것입니다. 그와 같은 유연성을 갖는 것이 전두엽의 활성화를 불러일으키는 지름길입니다.

'예상 밖의 대응'이 뇌의 노화를 막는다

무의식적으로도 할 수 있는 일이나, 패턴이 일정하게 고정된 습관 같은 일상의 반복은 전두엽을 활성화시키지 못합니다. 그 업무가 아무리 고난도에 고도의 지적 작업이라고 해도 마찬가지입니다.

일부 단체에서는 뇌의 활성화에 도움이 된다는 이유로 치매 환자에게 숫자 게임 스도쿠나 수학 문제를 풀게 하는 경우도 있는데, 나는 그런 방법이 정말로 효과가 있는지 근본적인 의문을 갖고 있습니다.

그런 훈련을 거듭하면 확실히 계산을 처리하는 뇌의 기능을 유지하거나 향상시킬 수는 있습니다. 하지만 계산을 한다고 해서 전두엽의 기능이 올라가지는 않습니다.

실제로 최근 많은 논문에서 뇌 트레이닝을 하면 연습한 항목의 능력치가 향상되지만, 뇌의 다른 기능이 향상되지는 않는다는 사실을 밝히고 있습니다.

따라서 전두엽의 기능을 향상시키려면 평소와는 다른 일에 도전하는 것이 가장 바람직하며 효과적입니다.

모든 인간은 본능적으로 아직까지 경험한 적이 없는 낯선 상황과 마주하게 되면 그 상황을 타개하거나 극복하기 위해 지금까지 잘 사용하지 않았던 전두엽의 기능을 풀가동하게 됩니다. 반면에 공식만 익혀두면 어렵지 않게 풀어낼 수 있는 스도쿠나 수학 문제와 같은 학습 활동은 전두엽의 활성화가 극히 제한적으로 이루어진다는 사실을 염두에 둘 필요가 있습니다.

내 지인 중에 70대가 훌쩍 지났는데도 아직 한창때인 젊은이들과 대화하기를 좋아하는 이가 있습니다. 주변 사람들은 그를 향해 '나이를 잔뜩 먹은 사람이 주책을 떨고 있다'며 눈살을 찌푸리지만, 그는 개의치 않고 젊은이들에게 말을 걸고는 합니다.

그저 젊은이들과 대화를 나누면 자신이 한창때로 돌아간 듯한 느낌이 들어 좋다는 것이 그런 행동을 하는 이유입니다. 나는 그 말에 전적으로 동의합니다.

세대 차이가 확연한 젊은이와의 대화는 70대 노인의 전두엽을 풀가동시킬 수밖에 없습니다. 젊은이들이 하는 말과 행동은 70대가 넘은 노인에게는 당연히 '예상 밖'의 것들이 많을 것입니다.

바로 그런 점들이 전두엽의 활성화에 도움을 줍니다. 대화가 끝난 후 잠시나마 느껴지는 젊음의 기운 역시 그 때문인지도 모를 일이지요. 집안에 틀어박혀 수동적으로 TV만 쳐다보고 있는 동년배들과는 달리, 적극적으로 낯선 환경과 맞닥뜨리는 행위를 반복하는 것은 '뇌 활성화'라는 측면에서 효과가 크다고 평가할 수 있습니다.

◆ POINT ◆

뇌가 쉴 틈을 주지 말라!

웃음이 동반되는 오락을
접하게 하라

생활 속 '웃음'이 최고의 치료제

근래에 이르러 다양한 기관에서 '웃음과 치매'에 대한 연구를 진행하고 있습니다. 또한 '잘 웃는 고령자는 치매에 잘 걸리지 않는다'는 연구 결과도 속속 발표되고 있습니다.

웃음과 치매의 상관관계를 과학적으로 증명하려면 더욱 깊이 있는 연구가 진행되어야 하겠지만, 웃음이 면역 기능을 높이고 전두엽의 혈류량을 증가시키며 불안감을 억제하는 효과가 있다는 점은 분명한 사실입니다. 따라서 일부러라도 웃을 수 있는 기회를 자주 갖는 것이 좋습니다.

나이가 들수록 일상생활을 하면서 웃을 수 있는 기회가 줄어들게 마련입니다. 실제로 '나이를 먹으니 술만 마시면 괜스레 눈물이 나온다'고 말하는 사람들이 많습니다. '나이를 먹고 나서 웃을 일이 많아졌다'는 사람은 거의 찾아볼 수 없을 지경입니다.

젊었을 때는 자주 웃었던 사람도 나이를 먹으면 먹을수록 웃음기가 사라집니다. 살면서 온갖 풍상을 경험하다 보니 감정이 무뎌진 탓일 수도 있고, 환하게 웃을 만큼 즐거운 일이 생기지 않아서일 수도 있습니다. 따라서 자녀들은 그런 부모님을 위해 가능한 한 웃을 수 있는 기회를 자주 마련해드리는 것이 좋습니다.

그렇다면 나이 지긋한 노인들은 어디에서 웃음을 찾을 수 있을까요?

가장 손쉬운 방법은 텔레비전 프로그램일 테지만, 안타깝게도 요즘 텔레비전 프로그램은 대부분 젊은 세대를 주 타깃으로 하고 있습니다. 그러니 70대 노인의 웃음 코드는 전혀 고려하지 않고 있지요.

결국 노인들에게 웃음을 선사할 수 있는 주체는 동네 어귀에 있는 노인정의 동료들이나 가족밖에 없습니다. 그런데 노인정 동료들은 안타깝게도 모두들 비슷한 처지입니다. 따라서 가정이 유일하게 노인을 위한 웃음 창구로 남은 셈입니다.

자녀들과 행복했던 과거를 회상하며 잔잔한 미소를 머금을 수 있고, 귀여운 손자들의 깜찍한 재롱에 함박웃음을 터트릴 수도 있습니다. 일상의 피곤함을 뒤로한 채 퇴근 이후 부모님의 얼굴에 미소까지 머금게 하기란 결코 쉬운 일이 아니지만, 당신들의 자식으로 태어난 우리가 반드시 노력해야 할 의무사항이기도 합니다.

웃음과 음악이 노화를 방지한다

날마다 반복할 수는 없는 일이지만, '진정한 웃음'을 부모님에게 경험시켜드리고 싶다면 주말을 이용해 어른들이 좋아할 만한 공연장을 찾는 것도 좋은 방법입니다. 어른들을 위한 만담 공연도 있고, 모두가 함께 박장대소할 수 있는 스탠딩코미디 공연도 끊임없이 계속하고 있습니다.

한편, 음악을 가까이하는 것도 노화를 방지하는 데 매우 큰 도움을 줍니다.

나는 개인적으로 '아, 이런 활동을 즐겨 하는 고령자가 훗날 치매와는 거리가 먼 사람이 되겠구나!' 하는 깨달음을 얻은 적이 있습니다. 그 현장은 바로 가수 고바야시 아키라의 콘서트였지요. 그는 일본 전역을 순회하며 콘서트를 하고 있는데, 어느 지방에서 공연을 하더라도 실버 세대에게 뜨거운 환영을 받고 있습니다.

혼성 코러스 그룹인 '포레스타'도 노인들에게 인기가 많습니다.

이 그룹은 매년 100여 곳을 순회하며 콘서트를 개최하고 있는데, 20만 명 이상의 고령자 관객이 그들의 콘서트를 관람한다고 합니다. 이들은 동요, 대중가요, 클래식, 칸초네 등 폭넓은 장르를 넘나들며 고령자들의 공감을 불러일으키는 곡을 열창합니다.

그룹 멤버들이 제각각 클래식, 오페라 등을 전공한 재원들이어서 가창력과 성량 그리고 하모니가 완벽에 가까운 것으로 알려져 있습니다.

그런데 재미있는 사실은 포레스타의 콘서트가 끝난 이후 관객들이 객석에 흘리고 간 분실물 중 가장 많은 비중을 차지하는 것이 지팡이라고 합니다. 포레스타 공연을 감상하고 난 뒤에는 지팡이도 잊어버릴 만큼 건강해져서 집으로 돌아간다는 뜻이겠지요.

◆ POINT ◆

생활에 높은 수준의 오락을 도입하라!

자극의 강도를
차츰 높여라

식상한 내용은 도움이 되지 않는다

웃음의 장점은 더 이상 설명할 필요가 없을 것입니다. 그런데 이 '웃음'이라는 것은 나이가 들면 들수록 심화되는 귀찮은 문제점을 갖고 있습니다. 다시 말해서 '나이가 들수록 전두엽이 위축되고 뇌가 노화되면서 보다 강력한 자극이 있어야 웃음이 나온다'는 것이지요.

나이 지긋한 노인들은 친구들끼리 재잘거리며 지나가는 십대 후반 여자아이들을 보며 '쇠똥 굴러가는 것만 봐도 까르르 웃는 좋은 때'라며 부러워합니다. 이처럼 젊었을 때는 사소한 것을 보고도 크게 웃을 수 있지만, 나이가 들수록 매사에 무덤덤해지면서 어지간한 자극으로는 입 언저리가 샐쭉거리지도 않습니다.

가족 모두가 거실에 모여 앉아 텔레비전을 볼 때 예전에는 부모님도 함께 어우러져 웃곤 했는데, 언제부턴가 아무런 흥미도 없다는 듯 그저 무심한 표정으로 텔레비전을 주시하고만 있는 것 같다며 상담을 요청하는 사람들이 종종 있습니다. 게다가 눈치를 살피던 자녀가 '텔레비전 끌까요?' 하고 물으면 살짝 당황한 표정으로 '아니!'라고 대답한다는 거예요.

노인들에게 그와 같은 현상이 나타나는 이유는 습관성 시청에 가깝습니다. 다시 말하자면 '이 프로그램은 재미있어서 나는 좋아해!'라는 과거의 경험이 기억에 남아 있어서 습관적으로 텔레비전을 시청합니다. 하지만 자신의 뇌는 노화로 변화하여 예전에 재미를 느꼈던 정도의 자극으로는 감동을 받거나 웃음이 나오지 않게 되는 것입니다. 이러한 경향은 치매 진단을 받은 노인들에게 더욱 두드러지게 나타납니다.

개그맨을 뽑는 심사위원의 채점 기준을 연령별로 나누어 비교해 보면, 심사위원의 나이가 많을수록 채점 기준이 높아서 응시자들에게 주는 점수가 낮을 가능성이 높습니다. 나이가 많아질수록 그저 그런 수준의 이야기는 통하지 않는다는 뜻입니다.

이와 같은 관점에서 보았을 때 요즘 방영되고 있는 텔레비전 예능 프로그램은 뇌의 노화를 늦출 정도로 수준이 높지 않습니다. 게다가 가벼운 말 한마디로도 웃길 수 있는 젊은 층을 대상으로 하기 때문에 노인들과는 코드조차 맞지 않습니다.

그래서 취향에 맞는 가수의 콘서트나 소극장 공연을 적극 추천하는 것입니다. 콘서트나 소극장을 직접 찾아 공연을 관람하는 취미를 갖게 되면 여러 가지 면에서 도움이 됩니다. 보고 싶은 공연을 찾아 예약하는 순간부터 관람이 완료되는 시점까지의 과정을 통해 지금까지 누누이 강조한 전두엽 자극이 충분히 이루어짐은 물론, 걷기를 포함한 여러 가지 운동까지 동시에 한 셈이니 일석이조가 아니라 일석사조라고 해도 지나치지 않습니다.

부모님께 감동을 주려면 수준을 높여라

나이가 많은 사람일수록 더욱 강한 자극을 주지 않으면 감정을 제대로 느끼지 못한다는 말을 지나가는 이야기처럼 가볍게 들어 넘겨서는 안 됩니다. 자극이 강해져야 한다는 말은 곧 감동의 수준이 그만큼 높아졌다는 의미이기 때문입니다.

그러니까 어렸을 때는 뒷동산에 올라가 눈앞에 펼쳐진 마을만 내려다봐도 가슴이 울렁거렸는데, 청년이 되어서는 남산에 올라가 서울 야경 정도는 봐야 감탄사가 나옵니다. 그러니 나이가 들어 노년기에 접어든 사람의 입에서 '우와!' 하는 감탄사가 나오려면 최소한 이집트의 피라미드나 미국의 그랜드캐니언이 필요할지도 모릅니다.

음식도 마찬가지입니다. 예전에는 분식집에서 사먹는 김밥만으로도 충분히 만족할 만큼 맛있었는데, 나이가 든 이후에는 어떤 고기인지는 물론 부위까지 따지게 됩니다. 어지간한 고기로는 '맛있다'는 평가를 받을 수 없게 되는 것입니다.

그래서 대부분의 사람들은 나이가 들수록 쉽게 흥분하지 않습니다. 이런저런 자극에 익숙해져 있기 때문에 발끈하며 화를 내는 경우가 드물 뿐만 아니라, 요즘 젊은이들이 흔히 쓰는 '대박!'이라거나 '최고!'와 같은 감탄사도 쉽게 나오지 않습니다. 어지간한 것으로는 뇌가 자극을 받지 않기 때문입니다.

나이 든 사람이니 '어느 정도의 수준'만 충족되어도 괜찮을 것이라는 생각은 대단히 잘못된 것입니다. 오히려 나이가 많아질수록 보다 높은 수준의 오락거리와 음식을 제공해 드려야 한다는 사실을 모든 자녀들은 명심할 필요가 있습니다.

◆ POINT ◆

'어느 정도 수준'만 되면 괜찮다는 생각은 금물!

부모님이 좋아하는 것을
먹고 마시게 하라

건강에 해로우니 하지 말라는 충고나 강요는 NO GOOD!

젊었을 때부터 건강을 위해 섭취하는 음식을 관리하거나 조절하는 것은 각종 질병을 예방하는 데 큰 도움을 줍니다.

하지만 70세를 넘긴 이후에는 그 필요성이 현저하게 떨어집니다. 평상시 먹는 음식 조절을 통해 건강이 좌우될 수 있는 시기가 지났기 때문입니다.

'부모님의 장수를 위해 음식을 조절하도록 권유한다.'

'부모님의 건강을 챙기는 것은 자식으로서 당연한 도리가 아닌가!'

부모님의 건강을 걱정하는 자녀들의 이런 생각은 충분히 이해가 됩니다.

하지만 건강을 이유로 일흔이 넘은 고령의 부모님에게 저염식을 강요하거나 젊었을 때부터 즐겨왔던 술을 끊게 하려는 압박, 그리고 평생의 식습관이었던 기름진 음식 섭취를 못하게 하는 것 등은 바람직하지 않습니다.

겉으로는 '부모님의 건강'을 걱정하는 효성으로 보이지만, 사실은 자녀 자신의 '자기만족'을 위한 행위일 가능성이 높습니다.

물론 부모님이 술을 좋아한다고 해서 몸에 무리가 갈 정도로 과음하는 습관을 방치하라는 뜻은 아닙니다.

다만 부모님이 좋아하는 음식이라면 **지나치지 않는 한도 내에서 적당히 즐기도록 하는 것**이 오히려 정신 건강에 도움이 될 수도 있다는 얘기입니다.

70세가 넘었다면 무리해서 금연하지 않아도 된다

나는 개인적으로 연로하신 부모님을 상대로 억지 금연을 강요하는 행위를 마뜩찮게 여기고 있습니다. 사회적으로 흡연을 경원시하는 분위기가 널리 퍼져가고 있는 상황에서 부모님의 금연을 강요하지 말라는 발언을 한다면 자칫 엄청난 비판의 표적이 될 수도 있을 것입니다.

하지만 나는 주변 사람들에게 피해를 끼치지 않는다는 전제하에 흡연자, 특히 수십 년 동안 흡연을 해온 고령자의 권리는 일정 부분 인정해 주어야 한다고 생각합니다.

'담배가 건강에 해로운 것은 명백한 사실이다. 동맥경화와 폐암의 원인이 되고, 폐기종이 생길 수도 있다. 그런데 부모님의 흡연을 막지 말라니, 내 부모가 아니니 병에 걸리거나 일찍 죽어도 괜찮다는 말인가?'

이렇게 발끈하는 분들도 상당수 있으리라 여겨집니다. 어쩌면 얼굴이 붉으락푸르락해지면서 불같이 화를 내는 사람도 있을 테고요.

흡연자가 비흡연자에 비해 암이나 심장 질환, 그리고 뇌혈관과 관련된 질병에 걸릴 확률이 훨씬 높은 것은 틀림없는 사실입니다. 그러나 인생의 황혼기인 70세가 넘은 나이에 '담배는 몸에 해로운 것'이므로 끊는다고 해서 갑자기 건강해지지는 않습니다.

내가 과거에 근무했던 요쿠후카이병원에 노인요양시설이 있었는데, 그곳에서 실시한 통계조사 결과에 따르면 흡연자도 비흡연자도 생존 곡선에는 별다른 차이가 없었습니다. 그 조사를 진행한 학자의 총평은 '담배로 돌아가실 분들이라면 진작 돌아가셨을 것이기 때문에, 노인요양시설에 들어오는 연령대의 고령자라면 흡연 자체가 생존 곡선에 큰 영향을 주지는 않는 것으로 보인다'는 것이었습니다.

여기에서 내가 말하고자 하는 의미는 애연가인 고령자의 정서적인 측면에서 담배가 꼭 나쁘다고 할 수만은 없다는 것입니다. 과학적으로 입증되지는 않았지만, 담배로 인해 건강에 큰 문제가 생긴 사람과 그렇지 않은 사람 사이에는 태생적으로 유전자에 상당한 차이가 있는 것이 아닌가 하는 추측을 해봅니다.

거듭 강조하지만 흡연이 바람직한 행위라는 뜻은 절대 아닙니다. 나 자신 역시 비흡연자이고, 다른 사람들이 피우는 담배 연기 때문에 곤혹스러웠던 적이 한두 번이 아닙니다. 나아가 주변 사람들에게 적극적으로 금연을 권유하고 있습니다.

하지만 오랜 세월 담배를 피워온 고령자에게 금연은 상당한 스트레스를 유발하게 합니다. 금연으로 얻을 수 있는 건강 효과와 금연 때문에 발생하는 스트레스를 저울에 놓고 달아봤을 때 어느 쪽이 수명 연장과 생활의 질적 향상에 도움이 되는지는 당사자가 판단할 문제입니다. '흡연보다 금연으로 인한 스트레스가 면역력에 더욱 악영향을 끼친다'고 주장한 면역학자도 있다는 사실을 참조할 필요가 있습니다.

한편, '염분 섭취를 줄여라, 담배를 끊어라, 술을 마시지 마라, 콜레스테롤 섭취를 줄여라' 등등의 압박은 노년기를 지나면서 약해져가고 있는 부모님 입장에서 엄청난 스트레스로 다가옵니다. 이러한 스트레스는 노화를 부추기는 요인이 될 수도 있으므로, 수십 년 간 계속해오던 생활 습관을 하루아침에 바꾸도록 강요하는 것은 삼가야 합니다.

◆ POINT ◆

부모님의 생활 습관을 억지로 바꾸려 들지 마라.

뇌를 자극하기 위한 자잘한
노름은 나쁘지 않다

즐겁게 머리를 쓸 수 있는 일을 하게 하라

지적 호기심을 자극할 수 있는 다양한 놀이나 게임도 뇌의 노화를 방지하는 데 효과적입니다. 구체적인 예로는 영화 감상이나 독서가 있는데, **용돈의 범위를 넘지 않는 한도 내**에서 하는, 추리력과 데이터 분석력이 필요한 도박도 도움이 됩니다.

노년기를 지나고 있는 사람이 로또복권이나 경마 또는 경륜 등을 다루는 사이트에 들어가 필살기나 공략법을 익힌 뒤 전략을 세우면서 즐기다 보면 뇌가 활성화됩니다. 하지만 전두엽이 위축된 고령자는 보통 사람에 비해 도박에 중독되기 쉬우므로 도박 중독에 빠지지 않도록 세심한 주의가 필요합니다.

　도박의 범주에 포함된 것은 아니지만, 주식투자 역시 마찬가지입니다. 당연히 가정생활에 문제가 될 만큼 많은 돈을 투입해 주식에 몰두해서는 안 되겠지만, 어느 정도 여유 자금이 있다면 소액 투자를 해 운용해보는 것도 뇌의 노화 방지에 효과적입니다.

　하지만 오직 경제적인 이윤을 발생시키기 위해 투자한 것이 아니므로 증권사 직원이 시키는 대로 하는 것은 바람직하지 않습니다. 초기에는 어느 정도 도움을 받더라도 전체적인 메커니즘에 익숙해지면 투자에 성공하기 위한 정보를 스스로 수집하는 등 결과를 이끌어내는 과정에 주안점을 두어야 합니다.

　주식투자에 흥미를 갖게 되면 아침에 일어나자마자 신문이나 인터넷을 통해 주가를 체크하게 될 것입니다. 나아가 내가 주식을 갖고 있는 회사나 업종의 동향은 어떠한지, 환율 변화는 어떤 양상을 보이고 있는지, 세계 주요 국가들의 정세는 어떤 국면을 맞이하고 있는지 등 다양한 분야에 대한 관심도가 높아집니다.

　심지어 산책하는 길목에서 하게 되는 생각도 달라질 수 있겠지요. 최근에 어떤 신상품이 나왔는지, 젊은이들 사이에서는 어떤 종류의 상품이 유행하는지, 그 물건을 생산하는 회사의 매출액은 어느 정도인지, 이 같은 생각을 하며 걷다 보면 체력 증진은 물론, 뇌를 활성화하는 데 커다란 도움이 됩니다.

노름이든 주식투자든 고령의 부모님의 성향으로 미루어 보아 즐겨 하실 수 있는 가능성이 있는지가 중요합니다. 그 분야에 관심이 전혀 없는 초보자라면 높은 진입장벽 때문에 시도 자체가 어려울 수 있습니다.

하지만 어느 정도 경험이 있는 사람이라면 흥미를 가질 가능성이 높습니다. 부모님의 노화 방지에 도움이 된다면 많지 않은 양의 금전적 손해쯤이야 감수할 수 있다는 자세도 나쁘지 않습니다.

여기에서 가장 중요한 점은 부모님의 노화 방지를 위해 시작한 일인 만큼 가정경제에 문제가 생길 정도의 투자가 이루어지면 절대 안 된다는 것입니다. 따라서 세심한 관찰과 주의가 필요합니다.

오감을 만족시켜라

오감을 자극시키는 것도 노화 방지에 필수적인 요소입니다.

예컨대 날마다 같은 음식을 먹으면 '미각'과 '후각'에 대한 자극이 약해져서 뇌 활성화에 좋지 않습니다. 따라서 부모님이 음식을 통해 계절감을 느낄 수 있도록 제철 요리를 다양하게 준비하거나, 아직껏 한 번도 가본 적 없는 음식점에서 낯선 음식을 맛보실 수 있게 하는 것도 좋은 방법입니다. 생경한 맛과 향기 역시 뇌에 좋은 자극을 주기 때문입니다.

부모님이 좋아하는 장르의 음악 CD나 가수의 콘서트 티켓을 종종 선물하는 것으로 무뎌진 '청각'이 깨어날 수 있게 하기를 권합니다. 나아가 '시각'적 자극은 산이나 바다로 떠나는 여행, 미술관이나 박물관 관람이 효과적입니다.

마지막으로 '촉각'은 지압이나 마사지를 받게 해 피부의 신경을 자극하는 방법이 있습니다. 또한 손끝을 이용해 무언가를 만들어내는 작업을 하는 것도 좋습니다. 피아니스트나 바이올리니스트가 장수한다는 속설이 있는데, 그 이야기를 전적으로 믿을 수는 없지만 손끝을 사용하는 순간 뇌가 자극을 받기 때문에 노화 방지에 도움이 된다는 연구 결과가 나오기도 했습니다. 따라서 악기나 도예 또는 수공예 등을 배워 손끝을 많이 사용하면 뇌 활성화로 이어질 수 있습니다.

⟡ POINT ⟡

오감을 자극하라.

부모님의 성적 호기심을
이해하라

골프에 대한 호기심은 YES, 성적 호기심은 NO?

나이가 든 이후 치매가 찾아온 경우도 그렇지만, 치매와는 아무런 상관도 없는 부모님의 성적 호기심이 예전보다 노골적으로 바뀌었다는 사람들을 어렵지 않게 만날 수 있습니다. 하지만 각자의 성향에 따라 성적인 것에 몹시 혐오감을 나타내는 사람도 있고, 매우 적극적으로 흥미를 보이는 사람도 있습니다.

그와 같은 현상의 극단적인 사례가 가끔씩 언론에 보도되어 많은 사람들을 화들짝 놀라게 하는 노인의 성추행 행위입니다. 병리적인 관점에서 접근해 보았을 때, 이 같은 행동은 전두엽이 위축되어 나타나는 현상입니다. 이성적인 판단을 하기가 어려워지는 바람에 예기치 않았던 문제가 터지는 것입니다.

자신을 간호하면서 도움을 주고 있는 사람을 성추행하는 노인 때문에 간병인들이 받는 스트레스는 그야말로 엄청난 수준일 것입니다.

하지만 이처럼 보도된 일부 범죄 사례를 제외하면, 노인들의 성적 관심이 성추행으로까지 발전하는 경우는 사실상 거의 없습니다.

그렇다면 노년기를 지나고 있는 사람들의 성적 관심은 어디로 향할까요? 고령자의 성의식과 관련된 연구를 진행한 학술단체의 통계에 따르면, 일반적으로 성인 영상물이나 유흥업소인 것으로 나타났습니다.

'우리 아버지가 틈만 나면 포르노를 보는 듯싶은데, 도대체 어떻게 받아들여야 할지 모르겠어.'

'우리 아버지도 마찬가지야. 대부분의 용돈이 유흥업소 출입으로 지출되는데, 이웃 사람들한테 들킬까봐 노심초사하고 있다니까!'

겉으로 드러나지는 않고 있지만, 이런 고민을 하고 있는 자녀들이 적지 않습니다.

그렇다면 이러한 상황을 맞닥뜨리게 되었을 때 자녀들은 어떻게 반응하는 것이 좋을까요?

성과 관련된 문제는 사실 가까운 사람과 이야기하는 것조차 쉽지 않습니다. 하물며 부모님이 성 문제로 입방아에 오른다면, 일부 자녀들은 혐오감을 느끼는 경우도 있을 것입니다.

하지만 성에 대한 관심이 없는 사람은 없습니다. 또한 나이가 들어 기력이 떨어졌다고 해서 성에 대한 관심이 깨끗하게 사라지는 것은 아닙니다.

부모님의 성적 관심을 걱정하고 있는 당사자도 자신만의 성적 관심과 취향, 그리고 해결책을 갖고 있을 것입니다. 그래서 스스로를 혐오하고 있나요? 아마도 그렇지는 않을 것입니다. 이처럼 관점을 바꾸어 생각해보면 부모님의 행동을 일정 부분 이해할 수 있으리라 여겨집니다.

또한 치매에 걸린 부모가 건강했을 때보다 골프 치는 횟수가 늘었다거나, 게이트볼에 빠져 틈만 나면 시합장으로 달려간다면, 그래도 불쾌하게 받아들이며 혐오감이 생길까요? 당연히 고개가 가로저어질 것입니다.

'비록 치매가 오기는 했지만 집 안에 틀어박혀 우울하게 지내지 않으시는 것만 해도 얼마나 다행스러운 일인지 몰라!'

대부분의 사람들은 이렇게 생각하며 부모님의 일상을 응원할 것입니다.

성 문제는 불순해서 숨기는 것이 좋다?

예를 들어 설명했던 골프나 게이트볼과는 달리, 연로하신 부모님의 성과 관련된 문제는 어떻게든 숨기거나 겉으로 드러나 보이지 않게 하려는 자녀들이 많습니다.

도대체 왜 그러는 것일까요? 그 이유는 당연히 성에 대한 잘못된 인식 때문입니다.

성별이나 나이에 상관없이 성적인 관심은 지극히 자연스러운 현상입니다. 불순하지도 않고, 숨겨야 하는 것도 아니라는 뜻입니다. 성은 부모님의 일상에 활력의 근간이 되기도 하고, 시들해졌던 상상력을 왕성하게 되살리는 기폭제이기도 합니다.

또한 감소했던 호르몬 분비를 원활하게 해주는 바탕이 되어주기도 합니다.

'연세 지긋한 분이 무슨 추태인지 모르겠네!', '이거야 원, 남부끄러워서 고개를 들 수가 있어야지……'와 같은 마음가짐으로 대응하면서 성적 관심을 봉인시키려는 것은 부모님의 뇌 노화를 앞장서서 부채질하는 행위와 다를 바가 없습니다.

노년의 부모님이 성에 관심을 보인다고 해서 부정적인 반응으로 대응할 것이 아니라, '내 부모님이 아직도 당신의 인생을 즐기고 계신 거야!' 하면서 감사의 마음을 갖는 것이 마땅합니다. 특히 평생

의 동반자를 먼저 떠나보낸 뒤 홀로 남겨진 부모님이라면 더더욱
그렇습니다.

◆ POINT ◆

성에 대한 관심은 건강하다는 증거다.

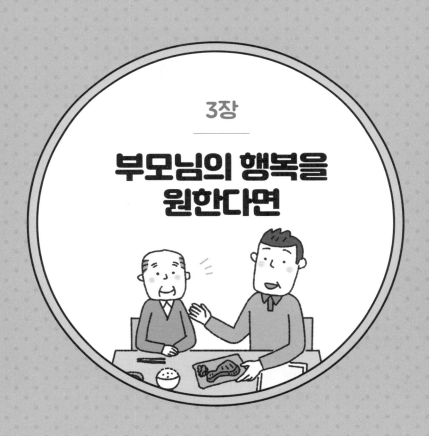

3장

부모님의 행복을
원한다면

'NO'로 시작하는
대답은 금지!

먼저 수용하는 자세로 임하라

부모님과 대화를 나눌 때 가능한 한 피하는 것이 바람직한 행동 몇 가지가 있는데, 그중 하나가 부모님의 말에 **첫 마디부터 부정적인 대답을 하는 것**입니다.

'고집 센 노인네의 요구사항을 어떻게 다 받아줘?'

'허구한 날 똑같은 말만 반복하는 걸 뭐!'

차마 입 밖으로 내뱉지는 못하지만, 이와 같은 선입견을 갖고 부모님과 대화를 나누다보면 긍정적인 대답이 나올 수 없습니다. 그러한 일의 반복은 부모님의 뇌를 더욱 빨리 노화의 길로 이끕니다.

'안 돼요!', '그건 불가능한 일이에요'라는 자녀의 대답을 듣는 순간 부모님의 뇌는 '사고 정지' 상태가 시작되기 때문입니다.

부모님의 건강에 치명적인 위험을 초래할 수 있다거나, 누군가에게 이용당해 범죄로 이어질 가능성이 다분한 특별한 경우 등을 제외하고는 첫 마디부터 부정하는 말을 하는 것은 면전에서 불효를 저지르는 일과 같습니다.

부모님의 말과 행동에 **일단은 긍정적인 반응을 보인 뒤, 차분하게 설득**하는 것이 올바른 태도입니다.

예컨대 아버지가 수십 년이 지난 옛날이야기를 꺼내면서 '그때 내 말을 귀담아 들었더라면, 지금보다 훨씬 더 좋은 위치에 서있을 텐데……'라며 비난 섞인 이야기를 시작하더라도 마찬가지입니다. 마음속으로는 발끈하며 '언제 적 이야기를 또 꺼내시는 거예요?' 하며 벌떡 일어나 버리고 싶겠지요. 하지만 '맞아요. 그때 아버님의 판단이 정확했던 거, 저도 알고 있습니다. 그래서 더 아쉽기도 하고요'라며 긍정적인 모습으로 받아들여야 합니다.

여기에서 가장 중요한 포인트는 **부모님이 하는 이야기를 수용하는 태도**입니다.

나아가 부모님을 칭찬하는 대답을 하는 것도 좋습니다. 다소 **과장된 반응을 보여서라도 부모님이 '아직도 내 머리가 쓸 만한 모양이구나!'라고 생각할 수 있도록 하는 것**이 바람직합니다.

우선은 YES, 그다음에 BUT

그렇다고 해서 부모님의 말씀을 무조건 따르라는 얘기는 아닙니다. 때로는 부모님이 말도 안 되는 주장을 할 때도 있겠지요. 도저히 수용할 수 없는 억지를 부리거나, 누군가의 꾐에 넘어가 명백하게 잘못된 내용을 진리인 것처럼 믿고 따르려 하는 경우도 있을 것입니다.

그럴 때 혹자는 정색을 하며 '말도 안 되는 얘기, 더 이상 듣고 싶지 않아요!' 또는 '어디서 또 쓸데없는 말을 듣고 와서 이러시는 거예요?'라며 핀잔을 줄 수도 있습니다. 그 순간 역시 부모님의 뇌는 정지되고 맙니다.

자신이 했던 말의 옳고 그름을 떠나 '애써 키운 자식에게 무시당했다'는 설움이 모든 것을 삼켜버리는 것입니다.

따라서 '맞아요. 무슨 말씀인지 잘 알겠습니다'라는 첫 대답과 함께 약간의 틈을 둔 뒤 '하지만 제 생각에는……' 하고 설득하는 것이 올바른 태도입니다.

'맞아요', '알겠습니다', '하지만……'이라는 대답 속에는 고령자와 대화할 때 매우 중요한 세 가지 요소가 들어 있습니다. 그것은 바로 경청(상대방의 생각과 이야기를 제대로 들음), 수용(상대방의 의견을 받아들임), 공감(상대방의 생각에 찬성함)입니다.

마치 아랫사람 대하듯 얕잡아보면서 가르치려 들거나, 설교를 하고 화를 내기보다는 이 세 가지 요소가 들어간 두 가지 대답을 의식하면서 일상 속에 녹여볼 필요가 있습니다. 그러다 보면 머지않은 미래에 한결 밝아진 부모님의 표정을 발견할 수 있을 것입니다.

◆ POINT ◆

경청, 수용, 공감하는 마음으로 대화하라!

부모님의 슬픔을 온 마음으로
감싸 안아라

부모님이 '더없이 소중한 것'을 잃었을 때

정신분석의 창시자 프로이트에 의해 처음 사용된 '대상상실'이라는 용어가 있습니다. '대상상실'이란 자신에게 더없이 소중한 무언가를 잃어버렸을 때 나타나는 반응을 일컫는 말입니다.

나이가 들어가면서 자신을 감싸고 있는 모든 것들과 이별을 고하는 일이 잦아집니다. 언젠가는 배우자나 형제자매 또는 친구나 반려동물 등과 이별을 하게 되지요. 그런데 친밀도가 높으면 높을수록 그 충격은 배가됩니다. 심한 경우에는 충격이 너무 큰 나머지 엄청난 스트레스를 받아서 한순간에 기력을 잃거나 몰라볼 만큼 늙어

버리는 경우도 있습니다.

이와 같은 현상은 젊은 사람에게서도 나타날 수 있는데, 보통은 시간의 흐름과 함께 서서히 치유되기 마련입니다. 하지만 나이가 들면서 짧은 기간 동안 잇따라 충격적인 일이 발생하면 슬픔에 빠져 있는 시간이 길어져서 모든 일을 극단적일 만큼 비관적으로 생각하는 사람도 있습니다. 이는 치매로 오인받기 쉬운 '노인성 우울증'의 발병 원인이 되기도 합니다.

특히 금슬이 좋았던 노부부 중 한 사람이 세상을 떠나면 남겨진 사람은 크나큰 슬픔에 빠집니다. 배우자가 세상을 떠난 후 홀로 남은 사람도 시름시름 앓다가 얼마 지나지 않아 세상을 떠나고 말았다는 이야기를 들을 때가 종종 있습니다. 그러니 부모님과 각별했던 사람이 세상을 떠났다면 이후 부모님의 모습을 주의 깊게 관찰할 필요가 있습니다.

'대상상실'을 우울증으로 발전시키지 않으려면

부모님이 그러한 상황에 직면했을 때 자녀들은 그것을 어떻게 받아들이고 어떤 자세를 취하는 것이 좋을까요? 가족 중 한 사람이 사랑하는 대상의 상실로 인해 입을 굳게 다문 채 방안에 틀어박혀 꼼짝도 하지 않으면, 대부분의 사람들은 어느 정도 시간이 지나 충격이 옅어지면 본래의 모습을 되찾을 것으로 여기곤 합니다. 하지만 슬픔에 잠긴 상태가 오랫동안 지속된다면 우울증 가능성을 의심해볼 필요가 있습니다.

우울증은 인생의 향방을 결정해야 하는 시기인 청년기에, 그리고 갱년기를 겪게 되는 중장년층이 걸리기 쉽다는 인식이 일반적이었습니다. 하지만 그렇지 않습니다. 우울증은 노년기를 지나고 있는 고령자가 치매 다음으로 많이 걸리는 정신질환입니다.

거듭 강조했던 얘기지만 고령자의 우울증은 자식을 비롯한 주변 사람들이 놓치기 쉬운 질병입니다. 특히 고령자의 경우 제각각의 기준에 따라 '나이가 들었으니까' 또는 '체력과 기력이 쇠약해졌으니까'라고 판단하는 경우가 많습니다.

혹시 부모님께서 우울증과 같은 증상을 보인 적이 있다면 세심한 관찰과 함께 다음의 항목을 체크해볼 필요가 있습니다.

- 불면에 시달리고 있지 않은가?
- 눈물이 많아지지 않았는가?
- 식욕이 줄지 않았는가?
- 멍하니 보내는 시간이 늘지 않았는가?
- 기호나 관심사의 변화가 있지 않았는가?

만약 이러한 경향이 보인다면 전문가의 진찰을 받는 편이 좋습니다. 나아가 부모님이 대상상실 때문에 슬픔에 잠겨 있거나 방 안에만 틀어박혀 있는 상태라면 '언제까지 계속 슬퍼만 할 거예요?', '그런다고 떠난 사람이 돌아오는 건 아니잖아요!'라며 질책을 하거나 설득한다고 해도 아무런 효과가 없습니다. 오직 부모님이 마음속으로 '자식들이 나를 진심으로 걱정해주고 있구나!' 하는 생각이 들도록 계속해서 위로의 말씀을 해드리는 것이 좋습니다.

스스로 슬픔에 잠겨 있고 싶어하는 사람은 없습니다. 당사자 역시 하루속히 슬픔을 떨쳐내고 싶어합니다. 다만 그것이 마음대로 되지 않으니 문제인 것이지요. 슬픔에 잠겨 있는 사람에게 밝은 마음을 가지라고 강요하는 것은 오히려 역효과를 불러일으킵니다.

이솝우화 〈북풍과 태양〉의 내용처럼 대상상실로 슬픔이라는 두꺼운 코트를 껴입은 고령자에게는 거센 바람보다 따뜻한 햇볕이 필요합니다. 슬픔이 깊을수록 애정 가득한 마음으로 부모님께 다가가야 합니다. 그렇게 하는 것이 대상상실이 우울증으로 이어지지 않게 하는 유일한 방법입니다.

◆ POINT ◆

진심 어린 걱정으로 부모님의 마음을 열어라.

'죽고 싶다'는 말씀을
입버릇처럼 자주 한다면

마음속에 담긴 부모님의 '진짜 생각'을 읽어내야 한다

고령의 부모님을 모시고 있는 상당수의 자녀들이 '언젠가부터 부모님이 죽고 싶다는 말씀을 입버릇처럼 하시는데, 도대체 어떻게 해야 할지를 모르겠어요!'라며 답답함을 호소하곤 합니다.

어떤 사람들은 '노인이 죽고 싶다는 말과 노처녀 시집 안 가겠다는 말, 그리고 장사꾼이 손해 보고 물건 판다는 말은 누구나 알고 있는 3대 거짓말로 믿을 것이 못 된다'고 주장합니다.

나아가 '죽고 싶다고 말하는 사람치고 죽은 사람은 없다!'고 강변하기도 합니다.

하지만 이는 잘못된 판단입니다. '죽고 싶다'는 말을 자주 하는 사람은 대부분 심각한 정신적 문제를 안고 있습니다. 따라서 부모님이 그런 말씀을 입버릇처럼 한다면 곧바로 정신과 진료를 받게 해야 합니다.

'죽고 싶다고 말하는 사람치고 죽은 사람은 없다!'는 말을 수치로 정확하게 표현하자면 **'죽고 싶다고 말하는 사람의 90%가 죽지 않는다!'**고 할 수 있습니다. 다시 말하자면 통계적으로 보았을 때 죽고 싶다는 말을 입버릇처럼 달고 다니는 사람은 보통 사람에 비해 자살할 확률이 10%가량 높은 것으로 나타나고 있습니다. 따라서 세심한 주의가 필요합니다.

그 말을 가볍게 받아들여 '왜 그런 쓸데없는 말을 하세요?' 또는 '도대체 뭐가 불만스러워서 그러는 건데요?'라며 부정적인 대꾸를 하는 것도 좋지 않습니다. 이미 진행되고 있는 부모님의 정신적인 문제를 더욱 부추기는 꼴이 되기 때문입니다.

틈만 나면 '죽고 싶다'고 하는 사람들은 대부분 '죽고 싶을 만큼 괴로운 일'을 마음속에 품고 있습니다. 그러므로 자녀들에게는 무엇이 부모님의 마음을 괴롭히고 있는지부터 찾아보는 것이 선행되어야 합니다.

'부모님의 마음속 현실'을 무조건 받아들여라

평소 '죽고 싶다'는 말을 달고 다니는 사람의 경우, 그 증상 자체
는 '노인성 우울증'에 의한 것일 가능성이 높습니다. 따라서 만약 고
령의 부모님에게 그런 증상이 나타나면 곧바로 전문의의 진찰을 받
아야 합니다. 나아가 '우리 부모님이 혹시 치매에 걸린 거 아니야?'
라며 섣부른 결론을 내리는 것은 금물입니다.

부모님이 그런 증상을 보일 때 자녀들은 전문의의 진찰을 받게
하는 것은 물론, 인내심을 갖고 부모님이 하는 말을 끝까지 경청하
는 자세가 필요합니다.

대부분의 자녀들은 부모님이 죽고 싶은 원인을 짐작조차 하지 못
하는 경우가 많습니다. 하지만 부모님의 심정이 죽고 싶을 만큼 괴
롭다는 현실을 받아들여야 합니다.

부모님의 심리 상태를 무조건 받아들인 뒤, 진심을 다해 부모님
의 속마음을 들여다보아야 합니다. 그러기 위해서는 우선 부모님이
어떤 말을 하든 중간에서 끊지 말고 끝까지 들어야만 합니다. 그러
다보면 부모님을 괴롭히고 있는 실체가 무엇인지 드러날 수도 있습
니다.

물론 죽고 싶을 만큼 괴로우시다는 부모님의 이야기를 듣는다는
사실 자체가 자녀들로서는 힘겨울 것입니다. 게다가 부모님이 치

매를 앓고 있다면 이야기 자체가 논리적이지 않고 오락가락할 수도 있습니다. 하지만 어쩔 수 없습니다. 그것이 바로 치매라는 질병의 증상이기 때문입니다.

부모님의 이야기를 진지하게 끝까지 듣고 난 뒤 '죄송해요. 아버지가 얼마나 힘드셨는지 이제야 알았어요. 그렇다고 해서 아버지가 돌아가셔 버리면 우리 자식들의 마음은 얼마나 슬프겠어요. 아마도 지금 아버지가 힘들어 하시는 것보다 더 힘들어할 거예요'와 같은 말을 하면 어떤 반응이 나올까요? 자식들의 슬픔을 바라는 부모는 이 세상에 없을 테니까요.

◆ POINT ◆

부모님이 돌아가시면 자식들이 얼마나 슬퍼할지 떠올리게 하라!

'돈에 대한 집착'이 갖는
의미

자존감 충족을 위해?

흔히 나이를 먹을수록 돈에 더 집착하게 된다고 말합니다. 앞서 의존증을 설명하는 과정에서 언급되었지만, 대부분의 노인들은 일상 속에서 자존감을 충족시키지 못하는 경우가 많습니다.

젊었을 때 모두들 부러워할 만큼 벌었던 돈, 많은 사람들이 선망해 마지않던 지위 등등 과거의 업적들이 시간의 흐름과 함께 기억 속으로 사라져가고 있습니다. '나 자신의 존재가치'가 자꾸만 엷어져가고 있는 것입니다.

그래서 나이가 들면 옛날이야기를 자주 꺼냅니다. 과거를 회상함으로써 한순간이나마 자존감을 충족시키려 하는 것이지요. 하지만 자식들 입장에서 부모님의 소싯적 이야기는 무한 반복된 녹음테이프의 재생에 불과합니다. 그래서 '또 그 이야기 꺼내시는 거예요?'라는 쌀쌀맞은 반응이 되돌아옵니다. 그 순간 부모님의 자존감은 더욱 큰 상처를 입게 됩니다.

그런 현상이 반복되면 부모님은 '유일한 마음의 안식처는 결국 돈뿐!'이라는 결론을 내릴 수도 있습니다. 노인이 되면서 사라져버린 명성이나 지위와는 달리, 돈은 언제든 곁에 두고 관리할 수 있기 때문입니다.

나이가 들면서 불안감이 증가하는 만큼 돈에 대한 집착이 커지는 것은 바로 그와 같은 이유에서입니다. **'돈을 갖고 있다'는 사실이 정신적인 안정제 역할**을 해주는 것이지요.

'돈이 떨어지면 정도 떨어진다!'는 옛 속담처럼 '돈을 갖고 있으면 사람들이 나를 함부로 대하지 않고, 예전처럼 존중하고 공경해줄 거야'라는 생각에 돈에 대한 집착은 자꾸만 커집니다. 사람이 살아가는 데 돈은 매우 중요한 요소이므로 어느 정도 집착은 지극히 당연하며 바람직한 일입니다. 하지만 정도가 지나친 집착은 문제가 됩니다. 그로 인해 주변 사람들을 불쾌하게 하거나 인간관계가 깨지기도 합니다.

가족을 비롯한 타인과의 커뮤니케이션이 제대로 이루어지지 않고, 이웃과의 교류 기회가 줄어드는 현상은 뇌의 퇴화를 초래하는 원인이 되기도 합니다. 나아가 그 정도가 심해지면 치매와 같은 증상이 나타나는 경우도 있습니다.

'내 통장 한 개가 사라졌어!'

'내가 모르는 사이에 통장 잔액이 줄어들었어!'

치매인 경우 기억장애나 망상 등에 의해 위와 같은 말을 하는 예가 상당히 많습니다. 뒤집어 생각해보면 돈에 집착하는 현상은 주변 사람들로부터 사랑받지 못하고 있다는 불안감의 표현이기도 합니다.

'돈으로 할 수 있는 일'을 알려드린다

치매 증상을 보이고 있는 부모님이 돈에 집착하는 정도가 심해지고 있다면 증상의 발전을 막기 위해 자녀들이 어떻게 하는 것이 좋을까요?

- 돈이 없어도 사랑받고 있다는 느낌을 받게 하라.
- 돈에 대한 집착 때문에 주변 사람이 떠날 수도 있음을 이해시켜라.

지극히 상식적인 이야기이지만, 이 두 가지 사항을 부모님이 마음속에 새길 수 있도록 분위기를 조성하는 노력을 해나가는 것입니다. 자존감이 충족되지 않는 느낌이 돈에 대한 집착을 낳았으므로, 가능한 한 자주 다양한 말과 행동을 통해 부모님이 많은 사람들로부터 존경과 사랑을 받고 있다는 사실을 실감할 수 있도록 해주는 것입니다.

나아가 돈은 그 자체에 가치가 있는 것이 아니라, 삶을 영위해 나가기 위한 수단 중 하나에 불과하다는 사실을 다시 한번 이해시킬 필요가 있습니다. 예컨대 부모님이 돈을 움켜쥐기보다 쓰면서 느껴지는 기쁨과 즐거움의 맛을 경험하게 하는 것이 효과적입니다.

◆ POINT ◆

돈을 쓰면서 느끼는 행복을 경험하게 하라.

부모님의 소싯적 무용담이나 자랑에 대처하는 방법

부모님과의 대화는 회의나 토론이 아니다

'아버지는 입만 열었다 하면 옛날 잘나가던 시절 얘기뿐이야!'

'똑같은 이야기를 하도 자주 들어서 거의 외울 정도가 되었으니, 또 뭔가 조짐이 보이면 슬금슬금 피하는 수밖에…….'

연로하신 부모님이 있는 자녀들은 대부분 비슷한 경험을 하게 마련입니다. 나 역시 고령의 어머니가 계시므로 똑같은 입장입니다. 그래서 어떤 마음인지 잘 알고 있지요. 하지만 고령자가 옛날이야기, 특히 과거의 영광스러웠던 날들을 추억하는 것은 대단히 좋은 일입니다.

어쨌든 부모와 자식 간의 대화는 업무 성과를 향상시키기 위한 회의도 아니고, 어떤 결론을 도출해내기 위한 토론 역시 아닙니다. 따라서 자녀들은 연로하신 부모님과 이야기를 나눌 때 '듣기 90%, 맞장구치기 10%, 반론 0%'의 자세로 임하는 것이 바람직합니다.

이제 겨우 40대나 50대인 사람이 자신의 젊은 시절을 자랑스럽게 떠들어대는 경우도 있습니다. '왕년에 내 한 달 봉급이 어지간한 사람들 연봉과 맞먹을 정도였는데 말이지……' 또는 '내가 젊었을 때는 여자들한테 인기가 엄청 많았었지. 나 좋다고 쫓아다닌 아가씨가 한둘이 아니었다고!' 이렇게 떠들어대는 사람은 '나는 지금 수입이 몹시 시원찮아!' 그리고 '요새는 나를 거들떠보는 여자조차 없어!'라고 고백하고 있는 셈입니다. 그러니 귓등으로 흘려들어도 상관이 없지요.

하지만 나이가 들어갈수록 과거를 추억하는 것은 정신적인 안정에 도움을 줍니다. **행복했던 과거를 떠올리며 옛날이야기를 나누는 것은 치매 진행을 늦추는 요법** 중 하나인데, 상당한 효과가 있는 것으로 알려져 있습니다. 이를 '**생애회상**(life review)'이라고 합니다.

과거의 좋은 기억을 자주 떠올리게 하라

옛날의 행복했던 순간을 떠올리는 것은 과거에 벌어진 일 때문에 끊임없이 한탄하는 유형의 부모님에게도 효과가 있습니다. 그런 유형은 대개 '내게 행복했던 날은 없었어!'라고 고함을 칩니다. 하지만 '과거에 느꼈던 행복의 작은 조각'만이라도 살며시 꺼내 회상할 수 있도록 하는 것이 좋습니다.

정신과 치료법 중에 '내관치료(naikan therapy, 內觀治療: 일본에서 만들어진 심리치료 활동으로서 자기관찰, 자기성찰을 주요 기법으로 함. 자기 자신의 모습에 직면하여 자신이 다른 사람으로부터 얼마나 큰 봉사를 받고 있는가 하는 점을 깨닫게 됨으로써 자신도 사랑을 받고 있다는 인식을 얻게끔 하는 것이 주요 목적임 – 편집자 주)'라는 것이 있습니다. 거듭해서 비행을 저지르는 불량 청소년이나, 수차례 범죄를 저지른 전과자의 이야기를 들어보면 어렸을 때 '부모에게 학대를 받았다'거나 '부모가 자신을 돌봐주지 않았다' 또는 '부모의 사랑을 느껴본 적이 없다'고 토로하는 경우가 많습니다.

그런 성향을 가진 사람은 자신이 지나온 모든 시간들 중에서 좋지 않았던 부분만 두드러지게 보이면서 어떤 대상에 대한 '나쁜 이미지'가 확대되어 증오가 깊어지는 경향을 보입니다. 내관요법은 환자가 가진 증오의 감정을 상당 부분 완화시킬 수 있습니다. 과거에 부모에게 받은 '좋지 않은 기억' 대신 '좋았던 기억'을 떠올리게 하는 것이지요.

예컨대 부모를 원망하며 살아가고 있는 불량 청소년과 지속적으로 인터뷰를 진행하면서 지극히 사소한 것이라도 상관없으니 부모님이 좋았던 기억 몇 가지만 떠올려보라고 유도합니다.

그리고 얼마간의 시간이 흐르면 '거의 모든 기억이 좋지 않은 것들이지만, 초등학교 운동회 때는 만사를 제쳐두고 참석해 그나마 기분이 좋았다'거나 '틈만 나면 학대를 하면서도 끼니때마다 올라오는 반찬의 가짓수만큼은 남부럽지 않았다'는 등 자신의 기억 저 밑바닥에 있는 흔적들을 찾아내기 시작합니다.

이와 같은 방법으로 좋았던 기억의 단편들을 끌어올려 놓으면, 지금까지 갖고 있었던 부정적인 기억들이 조금씩 엷어지면서 현재 자신의 모습을 다른 시각으로 바라보게 됩니다. 오늘날 미국 소년원에서 교정치료 중 하나로 채택되어 운용되고 있는 내관요법의 성과는 이미 입증된 셈이지요.

사람은 누구나 지난날의 행복했던 기억을 떠올리면 기분이 좋아지면서 활력이 샘솟습니다. 부모님의 끝없는 자기 자랑 역시 젊었을 때 자신이 갖고 있었던 에너지에 대한 갈구일 수도 있습니다. 그 시절로 돌아갈 수 없다는 사실은 익히 알고 있지만, 자기 자랑을 통해 잠시나마 그때의 기분을 느끼고 싶은 것입니다.

게다가 말을 한다는 것은 자기 자신도 모르는 사이에 머릿속에서 정확한 단어를 선택하고, 이야기의 구조를 조합하게 합니다. 다시 말해 이야기를 한다는 사실 자체가 뇌의 자극과 연결되어 있다는 뜻입니다. 그러니 부모님의 치매 예방을 위해 무조건 듣는 것이 최고의 대응책입니다.

◆ POINT ◆

부모님과의 대화는 '듣기 90%, 맞장구 10%, 반론 0%'를 실천하라!

아직도 '자녀들의 든든한 버팀목' 이라고 생각하게 하라

부모님에게 고민 상담을 하라

수많은 자녀들이 고령의 부모님에게 저지르고 있는 실수 중 가장 대표적인 것이 '뒷방 노인네' 취급입니다. 물론 자녀들의 속내는 연로하신 부모님을 걱정하는 마음의 표현입니다.

'앞으로 힘든 일은 저를 시키세요. 기력이 달려 버겁잖아요!'

'자칫하면 다칠 수도 있으니, 그 일은 이제 그만하세요.'

그렇게 말하는 자녀의 본심을 부모님도 충분히 알고 있습니다. 하지만 그런 말을 듣는 순간 자신이 늙어 일할 능력을 잃어가고 있다는 사실을 자각하게 됩니다. 그리고 평생 동안 해왔던 일을 하나씩 그만두면서 신체는 물론 뇌의 기능이 저하되기 시작합니다.

신체적 능력과 뇌 기능 저하를 늦추기 위해서는 가능한 한 지금껏 해온 일들을 계속할 수 있게 하는 것이 바람직합니다. 나아가 실제로는 자녀 스스로 처리할 수 있는 일이라 할지라도 난관에 부딪힌 척하며 부모님께 도움을 요청하는 것도 좋습니다.

여기에 소개할 만한 두 가지 이야기가 있습니다.

첫 번째는 삼십대 중반의 여성에 대한 이야기로, 그녀는 아이가 태어난 이후 육아 노이로제에 시달리게 되었습니다. 그녀에게는 칠십이 넘은 어머니가 있었는데, 공교롭게도 젊었을 때부터 보모 일을 해서 가정경제의 한 축을 담당했었다고 합니다.

하지만 고생스러웠던 어머니의 삶을 익히 알고 있던 그녀는 도움을 요청할 엄두를 내지 못했습니다. 어떻게든 자신만의 힘으로 난관을 이겨내야 한다는 마음과, 어머니께 걱정을 끼칠 수 없다는 생각 때문에 매 순간을 혼자 끙끙 앓아가며 버텼던 것이지요.

그러다가 결국에는 한계에 부딪히고 말았습니다. 그녀는 어쩔 수 없이 어머니에게 육아에 대한 고민을 털어놓았지요. 그러자 어머니는 마치 기다렸다는 듯이 정확한 충고를 해주었습니다.

그 결과 그녀는 육아 노이로제에서 해방될 수 있었고, 기력이 없었던 어머니는 '앞으로 손자는 내가 돌본다!'면서 아이 돌보기를 시작했는데, 불과 며칠 만에 10여 년은 더 젊어진 듯한 활기를 되찾았

답니다.

두 번째는 종합상사에 근무하고 있는 40대 후반의 남성 이야기입니다.

그는 회사의 중간관리자로 재직 중이었는데, 몹시 곤혹스러운 역할을 맡아 옴짝달싹할 수 없는 지경에 이르렀다고 합니다. 회사 경영이 어려워지면서 정리해고를 집행하는 책임자로 임명된 것입니다.

어떤 방법으로 임무를 완수해야 하는지 골머리를 앓고 있던 그는 주말이 되자 머리도 식힐 겸 고향을 방문했답니다. 그리고 회사 업무에 대한 이야기는 단 한 번도 나눈 적이 없는 아버지에게 자신의 고민을 털어놓았지요.

그의 아버지는 한때 이천여 명이 근무하던 회사의 사장이었습니다. 전문경영인이었기 때문에 70세에 은퇴를 했지만, 최고경영자까지 역임한 덕분에 부하들을 대하는 마음가짐에 관해 누구보다 잘 알고 있었습니다. 직장생활의 애환에 대해서도 마찬가지였고요.

현역에서 물러난 지 5년이 넘은 아버지와 회사의 중간관리자가 된 아들의 대화는 다음 날 새벽까지 이어졌답니다. 아버지 역시 회사를 경영하면서 정리해고를 단행한 적이 있었기 때문에, 해고시킨 자의 아픔과 해고당한 자의 절망을 충분히 이해하고 있었지요. 아버지는 그 어느 때보다 진지한 표정으로 아들에게 자신의 생각을 들려주었습니다.

　일요일 오후, 그는 훨씬 명료해진 머릿속과 한결 가벼워진 발걸음으로 되돌아올 수 있었습니다. 어쩔 수 없이 수많은 직원들을 해고할 수밖에 없는 입장이었지만, 아버지의 진심이 담긴 충고와 조언 덕분에 모두의 충격을 최소화할 수 있었다고 합니다. 나아가 경험이 얼마나 소중한 것인지를 가슴 절절하게 깨닫기도 했고요.

　내 나이가 몇 살이든, 내 사회적 지위가 어느 정도이든 상관없이 부모님 앞에 서면 '저는 여전히 당신의 자식이에요. 제 고민을 해결해주세요'와 같은 태도를 보이는 것이 좋습니다. 그럴 때마다 부모님은 '내가 아주 쓸모없는 사람이 되어버린 것은 아니구나!'라는 생각과 함께 온몸에 에너지가 불끈 솟아오를 것입니다.

부모님이 걸어온 길을 칭송하라

　부모님이 지금까지 살아온 과거를 칭송해드리는 것도 노화 방지에 도움이 됩니다. 경쟁률이 매우 높은 시험에 합격했다거나 현명한 판단으로 집안을 일으켜 세우는 등 굵직한 것들이 아닌, 누구라도 해낼 수 있는 지극히 사소한 내용이라도 괜찮습니다.

　만약 자신이 현재 육아 때문에 고충을 겪고 있다면 부모님과 함께 식사를 하거나 대화를 나누는 중에 감사의 마음이 듬뿍 섞인 다음과 같은 말을 지나가는 이야기처럼 슬쩍 흘리는 것입니다.

'아이 하나 키우는 것도 이렇게 버거운데 아버지는 어떻게 우리 세 남매를 키워 내셨는지, 그동안 얼마나 힘드셨을지 이제야 알 것 같아요. 만약 나였더라면 엄두도 내지 못했을 텐데, 아버지는 하여튼 대단한 분이세요!'

'엄마는 언제나 최고였어요. 자식들의 미래를 위해 최선을 다해 길러주신 덕분에 우리 남매가 지금처럼 자리를 잡을 수 있었어요. 엄마, 감사드려요! 그리고 사랑해요!'

'칭찬은 고래도 춤추게 한다'는 말이 있습니다. 또한 공부든 일이든 질책이나 야단보다는 칭찬과 격려가 효과적이라는 사실은 이미 과학적으로 증명된 사실입니다. 그러니 부모님을 대할 때마다 가능한 한 새로운 내용의 사소한 장점이라도 찾아내 감사와 존경의 마음을 전해드리는 것입니다.

부모님이 의기소침해 있는 상태라면 더더욱 그렇습니다. '내가 예전에는 매사에 똑 부러진 사람이었는데, 나이를 먹으면서 모든 것이 흐리멍덩해지고 말았어!'라며 한탄하고 있는 부모님께 지난날의 영광을 떠올리시게 한 뒤에 '아버지는 여전히 대단한 분!', '어머니의 사랑은 아직까지 세계 최고!'와 같은 말로 격려를 해드리는 것이지요.

그 말이 채 끝나기도 전에 '전투력 상실 선고'를 받은 것처럼 침울해 있던 부모님의 표정은 환하게 밝아질 것입니다. 뇌 역시 달라진 얼굴 표정 못지않게 활성화될 테고요.

◆ POINT ◆

자식이 부모님께 기대는 것도 부모님의 노화 방지에 효과적이다.

세로토닌으로
불안감을 해소하라

'행복 호르몬'을 늘리는 방법

근래에 이르러 다양한 분야의 전문의가 게스트로 출연하는 건강 관련 텔레비전 프로그램이 다수 등장하면서 일반 시민들도 상당한 수준의 의학 상식을 갖게 하는 데 일조하고 있습니다. 따라서 '행복 호르몬'으로 널리 알려진 '세로토닌'이 무엇인지 역시 어느 정도는 짐작하고 있을 것입니다.

세로토닌(serotonin)은 뇌의 시상하부 중추에 존재하는 신경전달물질로, 이 화학물질이 분비되면 긴장 상태가 풀어지면서 밝고 긍정적인 기분을 유지하게 되는 것으로 알려져 있습니다. 세로토닌은 또한 흥분물질인 노르아드레날린(noradrenaline), 쾌감과 욕구를 담당하는 도파민(dopamine) 등과 같은 신경전달물질의 과잉 분비를 억제하는 역할을 해 감정 조절과도 깊은 관련이 있습니다. 그래서 '행복 호르몬'이라는 별명이 붙게 된 것이지요.

그런데 안타깝게도 **나이가 들수록 세로토닌의 분비가 줄어듭니다**. 세로토닌이 감소하면 사소한 일에도 화를 내거나 불안함에 빠지는 빈도가 높아지는데, **심한 경우 우울증으로 발전**할 수 있으므로 각별한 주의를 기울여야 합니다.

나아가 세로토닌이 감소하면 감정 조절이 어려워질 뿐만 아니라 통증과 같은 자극에도 민감해지는 것으로 알려져 있습니다. 그 대표적인 예가 요통 증상으로, 최근 몇몇 병원에서 요통 치료를 위해 SSRI(선택적 세로토닌 재흡수 억제제)나 SNRI(세로토닌·노르아드레날린 재흡수 억제제)와 같은 항우울제를 처방하는 이유는 세로토닌이 우울증뿐만 아니라 통증 완화에도 효과를 발휘하기 때문입니다.

그렇다면 일상생활을 영위해나가는 데 이처럼 중요한 세로토닌의 분비를 늘리기 위해서는 어떻게 해야 할까요? 우선은 세로토닌이 뇌 속에서 만들어질 때 필요한 재료인 필수아미노산의 트립토판 섭취가 선행되어야 합니다.

트립토판은 대두 제품이나 유제품, 갑각류, 육류, 생선, 계란, 바나나 등에 함유되어 있는 물질이므로 이를 재료로 하는 식품 중에서 부모님의 취향인 음식을 만들어 섭취하도록 하는 것이 좋습니다.

'육류 섭취 금지'가 노화를 부추긴다

이밖에 세로토닌과 관련된 성분으로 콜레스테롤을 들 수 있습니다. 콜레스테롤은 노인의 적이라고 생각하는 사람들이 많겠지만, 반드시 그런 것만은 아닙니다.

뇌 속에 있는 세로토닌은 콩깍지처럼 생긴 물질로 감싸져 보호되고 있는데, 세로토닌을 보호하는 물질이 바로 콜레스테롤입니다. 따라서 콜레스테롤 섭취를 지나치게 줄이면 세로토닌의 정상적인 분비가 이루어지지 않아 뇌의 노화가 빨라집니다.

불과 몇 년 전까지만 해도 '고령자는 고기 섭취를 가급적 줄여야 한다'는 주장이 지배적이었지만, 최근에는 '고령자 역시 적당량의 고기를 먹는 것이 건강에 좋다'고 말하는 학자들도 많습니다.

고기에는 콜레스테롤은 물론 아미노산의 바탕이 되는 단백질이 많이 포함되어 있습니다. 아미노산은 세로토닌을 만드는 데에 무엇보다도 중요한 물질이지요.

물론 아미노산을 섭취했다고 해서 곧바로 세로토닌이 대량으로 분비되는 것은 아닙니다. 하지만 아미노산이 부족하면 세로토닌도 부족해지는 것은 틀림없는 사실이기 때문에 뇌에 반드시 필요한 영양소가 부족해지지 않도록 적당량의 고기 섭취는 반드시 필요한 것입니다.

또한 단백질 역시 건강을 유지하는 데 필수적인 매우 중요한 물질 가운데 하나입니다. 단백질이 부족한 사람은 혈관이 손상되기 쉽습니다.

단백질을 충분히 섭취하지 않은 사람의 혈관은 고무 성분이 턱없이 부족한 타이어와 같습니다. 유연성이 부족해지기 때문에 상처를 입거나 찢어질 위험성이 크게 높아진다는 사실을 염두에 둘 필요가 있습니다.

혈압이 정상치에서 많이 벗어나지 않은 상태를 유지해왔음에도 뇌졸중에 걸린 환자를 정밀 검진해보았더니 단백질 부족이 결정적인 원인이었다는 사례도 있습니다. 이와 같은 사실들로 미루어보았을 때 '고령자는 고기 섭취를 줄여야 한다'는 말은 잘못된 정보입니다. 오히려 나이가 든 사람일수록 고기 섭취를 권장해야 합니다.

일본의 유명 작가인 세토우치 자쿠초(瀬戸内 寂聴) 씨는 고령의 나이임에도 왕성하게 활동 중인데, 고기를 자주 먹는 '육식 마니아'로 유명합니다.

또한 105살에 세상을 떠났지만, 임종 직전까지 현역으로 활동했던 의사 히노하라 시게아키(日野原重明) 씨 역시 생전에 고기를 즐겨 먹었던 것으로 알려져 있습니다.

'건강한 노인은 고기를 먹는다!'

고령자인 부모님에게 고기는 반드시 필요한 음식입니다.

```
◆ POINT ◆

건강한 노후를 위해서는 고기 섭취가 필요하다.
```

'남성호르몬'과
긍정적인 사고방식

타인에게 상냥해지는 효과가 있는 남성호르몬

행복 호르몬이라 불리는 세로토닌 이외에 '사람이 기분 좋게 살아
가는 데' 효과적인 물질로는 '남성호르몬'이 있습니다. 게다가 남성
호르몬은 뇌의 기능과도 밀접한 관련이 있지요.

남성호르몬이라고 하면 일반적으로 성욕을 연상하는 경향이 짙
습니다. 하지만 남성호르몬의 효과는 성욕에 국한되어 있지 않습
니다.

나아가 남성호르몬이므로 남성들에게만 해당되는 호르몬이라고
생각할 수도 있겠지만 그런 것만도 아닙니다.

최근 연구가 진행되면서 남성호르몬의 다양한 역할이 조금씩 드러나기 시작했습니다. 그중에서도 몇 년 전에 발표된 연구 결과가 큰 주목을 받았습니다. 실험 대상자인 여성들에게 남성호르몬이 포함된 젤을 바르자, 바르기 전과 후의 행동에 커다란 차이를 보인 것입니다.

예컨대 남성호르몬 젤을 바른 이후에 봉사활동에 참여한 사람의 비율이 현저하게 높아졌고, 재해로 인한 이재민 돕기 기부금이 크게 증가했습니다.

다시 말하자면 남성호르몬의 영향으로 약자에 대한 배려심이 많아지고, 타인에게 다정해지는 현상이 나타난 것이지요. 그래서 학자들은 남성호르몬이 타인을 배려하는 등 긍정적인 행동에 도움을 준다는 결론을 내릴 수 있었습니다.

여담이지만, 몇 년 전 일본의 정가에서는 입양대기 아동 문제해결에 힘을 쏟았던 정치가와, 장애인 입장에 서서 정치활동을 해왔던 탤런트 출신 정치인 등이 불륜 문제로 사회적 물의를 빚은 적이 있습니다.

여기에서 그들의 불륜에 대한 잘잘못을 따지려는 것이 아닙니다. 다만 이야기의 흐름에 맞추어 남성호르몬을 주제로 의학적인 측면에서 생각해본다면, 나는 개인적으로 이해되는 부분이 있다고 생각합니다.

'남성호르몬이 많은 사람은 → 늘 긍정적이고 타인에게 상냥하다 → 비폭력적이며 연애에 적극적이다'라는 등식이 성립할 수도 있으니까요.

이것은 지극히 나 혼자만의 개인적인 의견이므로 말도 안 되는 억지 논리라고 펄쩍 뛰며 반박하는 사람도 있겠지만 '그런가?' 하고 고개를 갸웃거려볼 정도의 가치는 있다고 생각합니다. 역사적으로 살펴봐도 군인보다는 문인들이, 이기적이거나 전쟁옹호론자보다 타인에게 다정한 평화주의 정치인들이 왕성하게 연애를 했던 예가 많으니까요.

여하튼 남성호르몬이 타인을 배려하고 평화적이며 원만한 인간관계를 유지하기 위해 반드시 필요한 성분임은 분명한 사실입니다. 따라서 나이가 든 이후에도 남성호르몬 분비가 부족해지지 않도록 각별한 주의를 기울여야 합니다.

인간관계에 결정적 영향을 미치는 남성호르몬

남성호르몬이 많은 사람은 대부분 이성에 대한 관심과 함께 동성들에 대한 관심도 많아서 교우 관계를 폭넓게 유지하고 있습니다. 이와 같은 특성은 노화 예방에도 큰 도움이 되지요.

일반적으로 남성의 경우 나이가 들어감에 따라 주변 사람들과 왕래가 줄어들면서 급기야는 가까운 친구들과의 만남마저도 기피하는 경향이 강하게 나타납니다. 이러한 현상은 노화와 함께 떨어진 기력 때문일 수도 있지만, 남성호르몬이 줄어드는 바람에 나타나는 현상이기도 합니다.

그런데 여성의 경우에는 갱년기가 지나면서부터 여성호르몬이 줄어들고 남성호르몬이 증가하게 됩니다. 그 결과 젊었을 때에 비해 인간관계를 형성하는 데 훨씬 적극적인 자세를 보이며, 집 밖에서 보내는 시간이 늘어나는 경향을 보입니다.

가장 보기 쉬운 예를 들자면, 나이 지긋한 분들의 단체관광이 그 대표 격입니다. 관광지 주변에 있는 휴게소나 음식점을 보면 금세 확인할 수 있지요. 어떤 곳에서든 남성 고령자보다 여성 고령자들의 숫자가 압도적으로 많음을 발견할 수 있을 것입니다.

그렇다면 나이가 들어서도 왕성하게 활동할 수 있는 힘의 원천이라고 할 수 있는 남성호르몬이 더 이상 줄어들지 않도록 하기 위해서는 어떻게 하는 것이 좋을까요?

우선 하루 세 끼 식단을 통해 고기를 비롯한 양질의 단백질과 콜레스테롤을 섭취하는 것입니다. 그다음 누군가를 향한 사랑의 감정을 꾸준하게 유지하는 것이 좋습니다. 좋아하는 가수나 배우의 팬클럽 활동 등도 도움이 됩니다. 지나치지 않는 한도 내에서 19금 영상을 보는 것도 괜찮고요. 연애 감정과 성적 호기심은 나이와 상관 없이 지속적으로 유지하는 것이 남성호르몬의 분비를 촉진하는 데 보탬이 됩니다.

◆ POINT ◆

남성호르몬 분비 촉진을 위해 적극적으로 노력하라.

부모님의 삶에
경의를 표하라

'어린아이 취급'은 금물

'엄마가 마치 아기로 돌아간 것 같아.'

'치매는 어린아이로 돌아가는 병이라고 하잖아.'

치매에 걸린 부모님의 모습을 이렇게 표현하는 사람들이 있습니다. 치매 증상이 시작되면 사리 분별력이 저하되거나 들었던 말을 까먹기도 하고 억지를 부리는 등 유아기에 볼 수 있는 특징이 나타나는 면도 분명히 있습니다.

그래서 이해력이 부족하거나 말을 잘 알아듣지 못하는 등 유아기에 나타나는 모습과 비슷한 양상을 띠는 부모님의 행동에 '어린아이가 되었다'고 느끼는 것도 무리는 아닙니다. 하지만 그런 현상들이 결코 '어린이로 돌아가는 것'을 뜻하지는 않습니다. 의학적인 측면에서도 전혀 다른 행동양식을 보이는 것이고요.

유아의 경우 뇌가 성장하는 중이므로 이해력과 언어 및 행동에 미숙함이 나타납니다. 그러나 치매가 진행 중인 환자의 뇌는 성장이 완료된 이후 일정한 기간이 지나 퇴화하기 시작합니다.

여하튼 자녀들이 치매를 앓고 있는 부모를 대할 때 어린아이 취급을 하는 것은 절대 금물입니다. 그런 태도가 자녀들에게는 애정의 표현일 수도 있지만, 당사자인 부모님 입장에서는 공경하는 마음이 결여된 행위로 보여 심한 경우 모멸감까지 느낄 수 있습니다.

평소와 같은 목소리에 자상하게 이야기하는 말투라고 할지라도 어른을 대하는 경의가 결여된 태도는 치매 증상이 있는 부모에게 굴욕감을 안겨줍니다. 그러니 **감정이 격앙되어 꾸중하는 듯한 말투**는 두말할 나위가 없겠지요. **그 어떤 상황이라 할지라도 절대 해서는 안 되는 일**입니다.

비록 치매 때문에 기억이 상당 부분 사라지거나 지금까지 해왔던 일을 할 수 없게 되었다 할지라도, 잔존하고 있는 뇌의 기능은 여전히 활발하게 작동하고 있기 때문에 자존감이 상처받고 맙니다. 따라서 부모님을 아이 취급하는 것은 '부모님이 기분 좋게 살아가도록 만든다'는 목표에서 멀어지게 하는 행위라고 할 수 있습니다.

치매에 걸렸다고 해도 여전히 온전하게 간직하고 있는 기억도 있습니다. 예를 들면 자식은 읽지 못하는 어려운 한자를 읽거나, 젊었을 때 쌓아올린 전문분야에 대한 지식 등은 여전한 경우가 많습니다. 영어가 특기였던 사람이 치매에 걸린 이후에도 영자신문을 술술 읽는 일은 전혀 놀랄 만할 일이 아닙니다.

최근에 93세의 어머니를 떠나보낸 딸의 이야기를 들은 적이 있습니다.

'어머니는 치매에 걸린 이후 노인요양시설에서 지내셨는데, 스스로 치매에 걸렸다는 말을 종종 하고는 했어요. 대부분의 기억을 잃어버렸지만 순간순간 자신이 치매에 걸렸다는 인식을 하고 있는 듯했고, 그렇게 된 것이 칠칠치 못한 자신의 성격 탓이라고 여겼어요. 치매가 진행 중인 상태에서도 어떻게든 지적 능력을 유지하려고 노력하는 어머니의 모습이 무척 안타까웠답니다.'

그녀의 말에 따르면 어머니는 오랫동안 간호사로 근무했었는데, 딸의 이름마저 잊어버릴 만큼 최악으로 치닫고 있었지만 매일 다음과 같은 메모를 남겼다고 합니다.

'배뇨 정상, 맥박 75, 위산 억제제 복용'

치매에 걸린 부모님은 어린아이가 아닙니다. 어떤 상황에서도 공경하는 마음가짐과 행동양식을 유지해야 합니다.

내일은 '내 일'이 될 수도 있다

치매가 온 부모님이 조금이라도 행복하게 지낼 수 있게 하려면 어떻게 해야 할까요? 많은 전문가들은 그 첫 번째 방법으로 부모에 대한 공경심을 잊어서는 안 된다고 강조합니다.

오늘날 일본에서는 '치매(痴呆)'라는 단어에 모멸적인 뉘앙스가 담겨 있다고 해서 '인지증(認知症)'이라는 단어로 대체해 사용하고 있습니다. 하지만 지금까지도 '노망난 노인네'와 같은 표현은 사라지지 않고 있으며, 치매 환자를 은근히 멸시하는 사람도 적지 않습니다.

치매에 걸렸다는 사실 때문에 손가락질을 받는 일은 절대로 없어야 합니다. 1998년, 일본의 작가 아카세가와 겐페이(赤瀬川原平)가 펴낸 《노인력》이라는 책이 베스트셀러가 되며 큰 반향을 불러일으켰습니다. 이 책은 오랜 세월을 통해 부정적인 뉘앙스를 담아 사용해 왔던 '늙음'에 대해 긍정적인 견해를 제시하고 있습니다. 그러면서 '노인력'이란 좋지 않았던 일이나 시시콜콜한 일들을 잊을 수 있는 힘이라고 주장하고 있습니다.

또한 2018년에는 일본의 유명 배우 요시나가 사유리 씨가 주연을 맡아 열연을 펼친 〈북의 벚꽃지기(北の桜守)〉라는 영화가 개봉해 화제를 모았습니다. 주인공은 비록 치매라는 병에 걸렸지만, 그로 말미암아 오랫동안 사로잡혀 있던 트라우마에서 해방됩니다.

나는 영화 〈북의 벚꽃지기〉의 의학 감수를 맡았습니다. 덕분에 주인공 요시나가의 연기하는 모습을 가까이에서 볼 수 있었지요. 그런데 연기에 몰입한 그의 표정이 너무나 편안하고 행복해 보였습니다. 실제로 치매에 걸린 환자 중에서도 그와 같은 사례가 있습니다.

《노인력》이라는 책과 영화 〈북의 벚꽃지기〉가 말하고 있는 것처럼, '늙음'이라는 자연적인 현상과 맞물려 찾아오는 '치매'에 대해 사회 구성원들이 보다 긍정적으로 받아들이려는 노력을 해야 합니다.

연로하신 부모님은 '오랜 세월 열심히 살아온 사람'입니다. 세상에는 '나는 부모를 공경하고 싶은 생각이 전혀 없어!'라고 생각하는 불행한 부모자식 사이도 있을 수 있겠지요. 하지만 부모님의 치매는 자식인 나에게도 언젠가는 '내 일'이 될 수 있는 일입니다.

치매에 걸린 부모를 대하는 스트레스와 고충은 보통 일이 아닙니다. 그럼에도 지금까지 열심히 살아온 부모님에 대한 경의와, 부모님의 노인력을 긍정적으로 받아들이는 자세를 갖는 것이 자식으로서 마땅한 도리입니다.

◆ POINT ◆

부모님의 '노인력'을 긍정적으로 받아들여라.

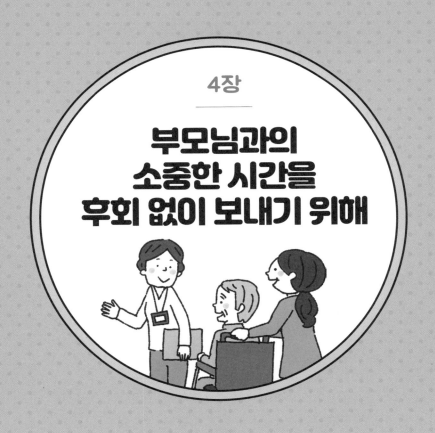

4장

부모님과의
소중한 시간을
후회 없이 보내기 위해

부모님을 집에만 틀어박혀 지내게 하지 말라

주변 사람들은 치매 노인을 어떻게 생각할까?

1990년대 요쿠후카이 병원에서 근무할 때 나는 이바라키 현에 있는 한 병원의 요청으로 틈틈이 도움을 준 적이 있습니다. 그런데 비상근직으로 일하던 그 작은 병원에서 상당히 특이한 점을 발견했습니다.

내 관심을 끌었던 특이한 점이란, 도쿄의 병원에서 통원치료를 받고 있는 치매 환자들의 증상 진행 속도에 비해 이바라키 현에 있는 병원 통원치료 환자들의 증상 진행 속도가 매우 완만하다는 사실이었습니다. 다시 말하자면 대도시 도쿄의 대형 병원보다 모든 면에서 열악한 이바라키 병원 환자들의 증상이 훨씬 더 긍정적이었던 것입니다.

나는 시간을 두고 그 원인을 분석해 보았습니다. 그리고 병원의 지역적 환경과, 부모님에게 치매의 징조가 나타났을 때 자녀들의 반응이 크게 다르다는 사실을 발견할 수 있었습니다.

도쿄에서는 부모님이 치매에 걸리면 마치 수치스러운 일을 당한 것처럼, 자녀들이 부모님을 집 안에만 틀어박혀 지내도록 하는 경우가 많았습니다. 하지만 이바라키 현에서는 치매에 걸렸다고 해서 행동에 제약을 받는 환자는 거의 없었습니다. 평소처럼 자유로운 활동을 하고 있었던 것입니다.

이를 다른 관점에서 생각해보면 대도시에서는 치매 노인에 대한 인식이 편협한 데 비해, 인구가 그다지 많지 않은 지방 소도시의 경우 반대 양상을 보이고 있음이 드러난 셈입니다. 나는 그 원인으로 도시의 규모에 따라 차이를 보이고 있는 이웃들과의 친밀도가 결정적인 영향을 미치고 있다는 생각을 했습니다.

대도시에서는 대부분 같은 건물에 사는 이웃이라 하더라도 길을 가다 마주치면 가볍게 목례를 하거나 눈인사로 대신하는 것이 보통입니다. 최근 일본에서는 공동으로 사용하는 우편함에 들어가는 우편물에는 수신인의 이름이 적혀 있지 않은 것을 당연하게 여기고 있습니다. 개인정보 유출에 대한 우려 때문이지요.

하지만 지방의 작은 도시의 모습은 전혀 다릅니다. 누가 어디에 사는지, 어떤 일을 하는지 등은 기본적인 사항에 속합니다. 그 이외에 가족 관계에서부터 시작해서 개인적인 성향에 이르기까지 모르는 것이 없을 정도입니다. 걸음마를 갓 시작한 어린아이가 길을 잃어도 걱정할 것이 없습니다. 어디에 사는 누구의 자녀인지 주변 사람들 대부분이 알고 있어서 늘 안전하게 돌아오기 때문이지요.

또한 나이가 들면서 치매 증상이 시작되었다고 할지라도 평생 동안 농업이나 어업에 종사하던 사람들은 자신의 일을 일정 기간 계속할 수 있습니다. 치매가 진행 중이지만 자신의 경제활동으로 생활을 꾸려나갈 수 있는 것입니다.

이처럼 자신의 일을 계속하면서 자유롭게 활동하다 보면 주변 사람들과 소통하는 기회 역시 많아질 수밖에 없습니다. 그러한 과정을 통해 뇌는 늘 다양하고 새로운 자극을 받을 수 있고요. 나는 이와 같은 환경들이 치매 진행을 늦추는 이유라는 결론을 내렸습니다.

치매 노인을 이해할 수 있는가?

앞선 예에서 확인할 수 있는 것처럼 치매 노인의 라이프스타일은 자녀들이 갖고 있는 질환에 대한 인식과, 거주하고 있는 지역 환경의 차이에 따라 크게 좌우됩니다. 아직까지 완치할 수 있는 치료법이 개발되지는 않았지만, 증상의 진행을 어느 정도 늦출 수는 있다는 얘기입니다.

나는 최근 《저 파란 하늘을 향해》라는 책을 읽었습니다. 책의 저자 사에키 야스토 씨는 에히메 현에서 자연재배농업을 시작해 이를 전국적으로 확대한 인물입니다. 그리고 장애를 가진 세 살짜리 아이의 아버지로, 그는 가능한 한 아이와 함께 집 밖에 나가 활동하는 시간을 많이 갖기 위해 최선의 노력을 경주하고 있다고 합니다.

사에키 야스토 씨는 이 책에서 다음과 같이 이야기하고 있습니다.

'나는 내 아이처럼 장애를 가진 많은 사람들이 이 세상에 함께 살고 있다는 사실을 더 많은 이들에게 알리고 싶어요. 또한 나는 많은 사람들이 현실을 있는 그대로 바르게 인식하고 마주하면 장애인에 대한 이해가 조금은 더 깊어질 수 있다고 생각합니다. 그러다 보면 곤란한 상황에 처한 장애인을 보았을 때 손을 내밀어줄 사람은 당연히 늘어날 테고요. 비록 당장 숫자로 나타나지는 않겠지만, 나는 오늘도 내 아이와 함께 외부 활동을 하면서 그런 사람을 늘리는 중입니다.'

물론 장애인과 치매 노인을 동일시할 수는 없겠지요. 그런데 치매에 걸린 부모님이 최대한 집 안에 머물러 있기를 바라는 자녀들의 행동 밑바탕에는 대부분 주변 사람들의 몰이해적인 시선을 피하고 싶다는 생각이 포함되어 있습니다. 그런 자신의 태도가 부모님의 병세를 악화시키고 있는데도 말이지요.

노년 인구가 급격하게 늘어나고 있는 오늘날의 사회에 대해 '지금 치매인 사람과 언젠가 치매에 걸릴 사람만이 존재한다'는 극단적인 표현을 하는 사람이 있을 만큼, 치매는 현대사회의 가장 큰 숙제 중 하나입니다.

그렇다면 언젠가 치매에 걸릴 사람들, 즉 부모님이 치매를 앓고 있는 자녀 세대와 그 뒤를 이어갈 손자 세대는 반드시 치매에 대한 올바른 인식을 갖고 지혜롭게 대처해야만 합니다. 오늘 부모님의 모습이 머지않은 미래의 내 모습일 수도 있다는 생각을 가슴 깊이 새겨둔 채 말입니다.

◆ POINT ◆

오늘날은 치매 노인과 함께 살아가기 위한 지혜가 필요한 시기!

부모님이 혼자
살고 싶어 한다면

홀로 지내는 것이 치매에 좋다?

치매에 걸린 사람이 혼자 사는 것은 일반적으로 많은 어려움과 위험을 동반할 수밖에 없다는 생각을 하는 사람들이 대부분입니다. 그래서 부모님에게 치매 증상이 명확하게 드러나기 시작하면 가족과 함께 사는 것을 고려하거나, 자녀들이 부모님 집에 자주 드나들면서 보살피는 예가 많지요. 하지만 통계적으로는 혼자 사는 편이 치매가 진행되는 속도가 느린 것으로 나타나고 있습니다.

치매가 상당히 진행된 상태에서도 매일 아침 일정한 시간에 일어나 이불을 정리하고 식사를 거르지 않으며, 강아지 사료까지 챙기는 등 별다른 문제 없이 일상생활을 무난하게 하는 사례는 그다지 어렵지 않게 찾아볼 수 있습니다.

특히 규모가 크지 않은 시골 마을에서는 흔히 볼 수 있는 광경으로, 치매가 확실하게 진행되고 있다 하더라도 혼자 건강하게 잘 살아가는 고령자들이 많습니다.

가족과 함께 살면 자녀들이 부모님을 대신해 크고 작은 일들을 해결해 주지만, 혼자 사는 경우 챙겨주는 사람이 없기 때문에 스스로 두뇌와 신체를 사용할 수밖에 없습니다. 그래서 치매의 진행이 늦춰지는 것이지요.

'혼자 지낼 수 없다'는 판단은 스스로 내리게 하라

치매가 진행 중인 부모님은 대부분 '아직은 괜찮다'고 말하는 반면, 자녀들은 혼자 지내기에는 무리가 따른다고 판단합니다. 부모님이 치매에 걸리면 자녀들은 혹시라도 벌어질지 모를 불상사를 떠올리며, 신속한 대비를 하기 위해 노인요양시설 입소나 병원 입원을 권하기도 하지요.

자식으로서 그 같은 생각을 하는 것은 지극히 당연한 일입니다. 하지만 억지에 가까운 요양시설 입소나 병원 입원은 절대 금물입니다.

아직 혼자 생활할 수 있다는 부모님의 입장에서는 '애써 키워놓은 자식들한테 이렇게 버려지는구나!' 하는 감정적인 응어리가 생길 가능성이 높기 때문입니다.

건강을 유지하고 있든 치매가 진행 중이든 고령자에게 가장 중요한 것은 '남은 인생을 고통 없이 편안하게 살아가는 것'입니다. 따라서 당사자인 부모님의 생각이나 의견을 가장 먼저 수렴해야 합니다.

지구상에 있는 수많은 나라들 중에서 한국과 일본은 비교적 일상생활의 위험도가 무척 낮은 나라에 속합니다.

경제 수준이 높고 치안이 효과적으로 유지되고 있으며, 정상적인 사회 규범이 정착되어 있는 데다 고령자의 건강에 문제가 생겼을 경우에 곧바로 대처할 수 있는 의료 시스템 또한 효율적으로 정비되어 있습니다.

그러므로 자식 입장에서 마음이 편치 않을 수도 있겠지만 부모님이 요양시설에 들어가거나 입원하기를 망설인다면 조금 더 혼자서 살 수 있도록 해드리는 것입니다. 그리고 나서 주의 깊은 관심을 기울이는 것이 더 바람직한 방법일 수도 있습니다.

귀한 자식일수록 엄하게 키워야 한다는 말이 있습니다. 이 말에 빗대어 소중한 부모님일수록 독립적인 생활을 마음껏 할 수 있도록 지지해주는 것은 어떨까요?

모든 자녀들의 목표는 부모님의 여생이 '고통 없는 편안한 삶'이
되는 것임을 다시 한번 상기해볼 필요가 있습니다.

◆ POINT ◆

혼자 사는 것이 반드시 위험하지만은 않다.

삶의 질을
떨어뜨리지 말라

의사의 말에 무조건 휘둘리지 말라

연세 지긋한 부모님이 계신 자녀들이라면 누구나 부모님의 건강을 염려하게 마련입니다. 최근 일본에서는 각 지자체를 중심으로 후기 고령자 검진을 실시하고 있습니다.

이 검진을 통해 고령자들은 자신의 콜레스테롤이나 혈압, 그리고 혈당치 등을 비롯한 여러 가지 진단이 내려집니다. 그러면 의사들은 마치 그런 결과를 예상하고 있었다는 듯 약을 한 아름 처방합니다.

그런데 이와 같은 처방은 대다수의 고령자들의 건강에 별다른 도움을 주지 못하는 경우가 많습니다. 혈압이나 혈당치를 내리는 목적은 10년 후나 20년 후에 일어날지도 모르는 뇌졸중 및 심근경색 등의 위험을 낮추기 위해서입니다. 따라서 75세 이상의 후기 고령자에게 10년 후나 20년 후를 예방하기 위한 처방은 바람직하지 않습니다. 건강 증진 효과를 크게 기대할 수 없기 때문이지요.

예방을 위한 처방전은 나이가 많으면 많을수록 의미가 엷어집니다. 그럼에도 '혈압 약을 먹으면 머리가 어지러워 힘들지만, 전문가인 의사 선생님이 처방해준 것이니까 먹는 게 건강에 좋을 것'이라며 약을 계속 복용합니다. 하지만 그런 이유에서 약을 먹고 있다면 당장 복용을 멈춰야 합니다.

기본적으로 고령자, 특히 후기 고령자를 치료할 때에는 자각증상을 편안하게 만드는 것을 가장 우선시해야 합니다. 반드시 필요하지도 않으며 심신을 편안하게 해주지도 않는 약을 처방하고 복용하게 하는 것은 바람직하지 않습니다.

'특별하게 어디가 아픈 것은 아니다. 일상생활에 무리가 있는 것도 아니다. 게다가 자각증상도 없지만 의사의 진단과 처방이 내려졌으니 날마다 약을 먹는다'와 같은 상황에서의 치료나 약 복용이라면 전혀 의미가 없다는 뜻입니다.

물론 혈압이 높아서 매일 두통에 시달리는 등 명백한 이유가 있는 경우라면 이야기는 달라집니다. 약을 먹어서 두통이 낫거나 몸이 편안해진다면 계속 복용하는 것이 당연하겠지요.

'정상 수치'라는 이름의 비상식

고령자가 '혹시 걸릴지도 모를 병을 예방하기 위해' 많은 약을 먹는 것은 오히려 건강을 해칠 수도 있습니다. 검사 결과가 정상 범위를 크게 벗어나 위험한 상태가 아니라면, 부모님이 몸도 마음도 편안하게 지낼 수 있는 방법을 택하는 것이 좋습니다.

내가 이렇게 얘기하는 이유는 '정상치'라는 각종 수치들도 처음부터 고령자를 기준으로 설정된 것이 아니기 때문입니다. 또한 고령자에게 집단 검진을 실시하는 나라는 일본밖에 없어서 노인들을 위한 기준치는 이제 겨우 자료를 축적하고 있는 실정이기 때문입니다.

인간의 신체를 기계에 빗대어 생각해보면 쉽게 이해할 수 있을 것입니다. 아무리 튼튼한 기계라도 반세기 이상 끊임없이 사용하면 당연히 문제가 생길 수밖에 없습니다. 아무리 튼튼한 기계라도 주말이나 명절 또는 연휴 기간에는 가동을 하지 않습니다.

그런데 사람은 기계가 아닙니다. 그럼에도 고령자의 신체는 단한 순간도 멈추지 않고 80여 년 동안 가동되어 왔습니다. 그러니 여기저기가 삐걱거리거나 전체적인 상태가 나빠지는 것은 당연한 일입니다.

거듭 강조하지만 모든 자녀들은 부모님이 자신의 몸 상태에 대해 어떻게 생각하고 있는지를 존중하고, 무엇보다도 부모님의 삶의 질을 떨어뜨리는 일 없이 기분 좋게 살아가는 것을 최우선으로 여겨야 합니다. 한쪽 엔진이 고장 나더라도 여분의 엔진으로 비행해 목적지에 도착하는 여객기보다, 인간의 몸은 훨씬 더 과학적이고 체계적으로 만들어져 있습니다.

◆ POINT ◆

오랫동안 가동한 기계가 고장 나는 것은 지극히 당연한 일이다.

고령자에게는
적당한 운동이 최고

활성산소의 증가를 막아라

노화 방지, 다이어트 등 다양한 이유로 운동을 열심히 하는 고령자가 많습니다. 운동은 고령자뿐만 아니라 젊은이를 포함한 모든 사람들의 건강 유지를 위해 매우 바람직한 활동이지만, 방법에 따라서는 오히려 역효과를 불러일으키는 경우도 있습니다.

불필요한 지방을 연소시키기 위해서 많은 사람들이 하고 있는 조깅 등의 유산소운동은 매우 효과적입니다. 그러나 유산소운동을 과도하게 하면 심근경색 발병률이 높아진다는 사실을 알고 있는 사람은 극소수에 불과합니다.

여하튼 이와 같은 현상은 수치로 증명된 사실입니다. 유산소운동을 과도하게 하면 체내에 활성산소가 만들어지는데, 이 활성산소가 세포의 노화를 촉진시켜 각종 질병이 발생하는 원인이 됩니다.

일정량의 활성산소는 인체에 반드시 필요한 물질입니다. 살균 및 항균 작용과 효소의 작용을 촉진하는 등 매우 중요한 역할을 담당하고 있지요. 그러나 지나치게 많아지면 세포에 악영향을 끼치는데, 심한 경우 암을 비롯한 각종 질병을 유발하기도 합니다.

극단적으로 말하자면 신체를 산화시켜 녹슬게 만드는 것입니다. 그래서 체내의 세포와 유전자가 산화되어 망가지고 맙니다. 고령자는 이 '산화'에 대한 내성이 젊었을 때에 비해 약합니다. 따라서 과격한 유산소운동은 예상과는 달리 건강에 해롭습니다.

한편, 활성산소는 지나친 유산소운동 이외에도 스트레스, 음주, 흡연, 과도한 자외선 등에 의해서도 증가하므로 각별한 주의를 기울일 필요가 있습니다.

적절한 맨손체조와 스트레칭을 권장하라

고령자의 건강을 위한 바람직한 운동 방법은 '적절한 유산소 운동을 습관화'하는 것입니다. 그중에서도 외부와 단절되어 있는 집 안을 벗어나 다양한 풍경을 마주할 수 있는 산책이 대단히 효과적입니다.

헬스장에 나가 러닝머신을 하는 것도 좋지만, 가까운 공원이나 동산에서 햇빛을 받으며 걷는 것이 훨씬 더 좋습니다. 햇볕을 쬐면 우울증의 원인인 '세로토닌 부족'을 예방하는 데도 도움이 되기 때문입니다. 게이트볼이나 골프를 즐기는 것도 적절한 유산소 운동의 효과가 큰 운동입니다.

한편, 고령자들은 유산소운동을 한 이후에 항산화물질인 비타민 C나 폴리페놀 성분의 영양제를 섭취하면 체내의 산화를 억제할 수 있습니다. 상황이 여의치 않을 경우 가벼운 맨손체조나 스트레칭을 하는 것도 노화 방지에 도움이 됩니다. 특히 손발을 움직이는 운동이나 체조는 전두엽 등 뇌에 자극을 주어 활성화시켜 줍니다.

산책이든 맨손체조든 고령자가 가장 명심해야 할 점은 '무리하지 않기'와 '부담이 되지 않는 선에서 매일 꾸준하게' 하는 것입니다. 건강에 자신이 없는 사람일수록 운동을 많이 하면 더 좋아질 것이라는 기대 때문에 자신도 모르게 무리를 하는 경우가 많습니다. '힘들지만 건강을 위해서 조금만 더 참고 계속하자'는 생각으로 일정 한계를 넘어서면 오히려 역효과를 불러일으킬 수도 있다는 사실을 명심해야 합니다.

자녀들 역시 부모님의 무리한 운동은 적극 만류해야만 합니다.

고령자가 힘든 것을 참고 계속하면 노화로 이어질 가능성이 매우 높습니다. 고령자는 '적당한 운동을 습관화하기'라는 키워드를 항상 기억할 필요가 있습니다. 젊었을 때의 적당함은 이것도 저것도 아닌 어정쩡한 것일 수 있지만, 노년의 적당함은 건강을 지키는 지름길입니다.

◆ POINT ◆

과도한 운동은 오히려 독이 된다!

보조용품으로
스트레스를 없애라

배변 관련 문제가 일어났다면

배변과 관련된 문제는 대부분 치매에 걸린 이후에 밝혀진 경우가
많지만, 실제로는 많은 사람들이 나이가 들어감에 따라 배변과 관
련된 문제로 불편함을 겪고 있습니다. 하지만 자신의 치부를 드러
내지 않으려는 심리 때문에 견디고 있을 뿐이지요.

　나이가 들수록 방광과 항문의 괄약근 기능도 떨어집니다. 게다가
소변이나 대변의 신호를 느꼈다고 하더라도 체력이나 운동 능력의
저하로 화장실까지 가는 시간을 버텨내지 못하는 경우도 있습니다.
이처럼 노화가 원인이 되어 원활한 배변 활동에 문제가 생기기 시

작했다고 하더라도 부모님이 이러한 사실을 자식에게 털어놓기란 결코 쉽지 않습니다.

부모와 자녀가 함께 사는 경우에는 배변 관련 문제가 있느냐 없느냐에 따라 가족 구성원 모두가 느끼는 부담은 엄청난 차이가 있습니다. 만약 부모님이 기저귀 착용을 꺼리지 않는다면 자녀들은 혹시 발생할지도 모를 사태에 대한 걱정을 덜 수 있고, 당사자인 부모님의 스트레스 역시 크게 줄일 수 있지요.

하지만 '기저귀를 사용하게 되었다'는 것은 스스로 배변 관리를 할 수 없게 됐음을 인정하는 셈이니만큼, 거의 모든 부모님들은 혼자서 움직일 수 있는 힘이 조금이라도 남아 있는 한 고개를 절레절레 흔듭니다. 비록 자식들 앞이지만 최소한의 자존심은 지키고 싶은 것입니다.

결국 기저귀 착용 문제는 모두에게 큰 숙제일 수밖에 없습니다.

'안심팬티'로 치매의 진행을 늦출 수도 있다

여러 가지 면에서 기저귀보다 훨씬 더 편리한 안심팬티가 상용화되고 있습니다. 안심팬티는 이름에서 짐작할 수 있는 것처럼 자연스러운 배변 활동이 힘들어진 사람들을 위해 생산된 상품입니다.

따라서 흔히 말하는 종이 재질의 기저귀와는 구조와 기능성 면에서 차이가 있습니다.

아기가 기저귀 단계를 넘어 일반적인 팬티를 입기 시작하는 단계에 착용하는 배변 훈련 팬티의 어른 버전이 곧 안심팬티라고 할 수 있습니다. 상품 출시 초반의 천편일률적인 제품과는 달리, 최근에는 여러 업체가 경쟁을 시작하면서 편리하고 다양한 제품들을 어렵지 않게 구입해 사용할 수 있지요.

어렵지 않게 입거나 벗을 수 있고, 입었을 때 쾌적함 등을 고려해 다양한 사이즈가 구비되어 있을 뿐만 아니라, 구조적인 면에서도 섬세하게 배려한 상품들이 판매되고 있습니다. 기존의 기저귀가 가진 이미지와는 전혀 다른 상품인 셈입니다.

고령의 부모님을 대하는 기본 방법은 '**부모님이 할 수 있는 일을 가능한 한 줄이지 말 것**'입니다. 나이가 들수록 사용하지 않는 근육의 기능이 현저하게 떨어지는데, 이러한 현상을 '폐용성 위축'이라고 합니다.

젊었을 때는 다리가 부러져 몇 달 동안 병원에 누워 꼼짝을 하지 못했다고 하더라도, 완치 후 일정 기간 재활을 꾸준히 하면 일상생활에 문제가 생기는 일은 거의 발생하지 않습니다. 하지만 고령자는 다릅니다. 다친 곳이 없는 사람이라도 한 달 동안 누워 천장만 바라보고 지낸다면 체력도 뇌도 금세 퇴화하고 맙니다. 꾸준히 활동하지 않으면 스스로 할 수 있는 일이 크게 줄어들고 말지요.

자녀들 입장에서 기저귀보다는 안심팬티를 착용하기를 설득하는 편이 훨씬 더 수월할 것입니다. 안심팬티는 어디까지나 만약을 대비한 보조용이라는 사실을 인식시켜 부모님 스스로 선택할 수 있도록 샘플을 선물해보는 것도 한 방법일 수 있습니다.

고령에 치매가 진행 중인 상황이라면 안심팬티 착용을 더더욱 긍정적으로 받아들여 수치심을 느끼지 않고 사용할 수 있는 분위기를 조성해줄 필요가 있습니다. 그래서 과거에 비해 조금이라도 더 활동적인 시간을 보낼 수 있다면 치매의 진행을 늦추는 효과까지 기대할 수 있기 때문입니다.

◆ POINT ◆

'불가능하다'고 포기하면 기능은 더욱 퇴화한다.

약은
왜 먹는가?

먹어야 할 약, 먹지 않아도 괜찮은 약

종종 '거의 모든 약은 몸에 해를 끼치니 먹지 않는 것이 좋다!'고 생각하는 사람을 만날 때가 있습니다. 과거에 어떤 계기로 인해 약에 대한 편견을 갖게 되면서 그런 극단적인 생각을 한 사람들이 대부분입니다.

한편으로는 의료 현장에서 필요 이상으로 과도하게 약을 처방하는 의사가 있는 것도 사실이니, 그에 대한 책임을 의료인들도 상당 부분 느껴야만 합니다.

얼마 전에 오십대 초반의 여성을 상담한 적이 있습니다. 그분은 오랫동안 공황장애를 앓고 있었는데, 일정한 시간이 되어도 잠이 오지 않으면 수면제를 먹어야 할지 참고 견뎌야 할지를 두고 심각한 고민을 거듭했답니다.

지나치게 올곧은 성격 탓인지 '겨우 이 정도의 불면 증세 때문에 약 먹을 생각을 하다니!'라며 자책감에 시달렸고, 그러다가 약을 먹고 난 후에는 '그 정도를 참지 못하고 결국 수면제의 도움을 받고 말았다!'며 후회하곤 했다는 것입니다.

그 여성은 '약은 내 몸에 좋지 않은 것이다'라는 관념에 지나치게 사로잡혀 있었습니다. 그런 생각을 갖게 한 이유가 무엇인지는 모르지만, 수면제를 포함한 모든 약은 나쁘다는 인식이 마음속 깊게 자리 잡은 상태였지요.

똑같은 성분의 약이라 할지라도 개개인의 건강 상태에 따라, 그리고 복용하는 양에 따라 치료에 도움이 되기도 하고 오히려 상태를 악화시키기도 합니다. 그렇다면 사람들이 약을 먹는 목적은 무엇일까요?

약을 먹는다는 것은 고통을 수반하는 수술과 같은 의료행위가 아닙니다. 다시 말해서 사람들이 먹는 대부분의 약은 편안해지기 위해서 먹는 것입니다. 그런데 많은 사람들이 처방받은 약의 효능보다는 그 속에 든 성분이 몸에 좋은지 좋지 않은지에만 초점을 맞추어 판단하려 듭니다. 말 그대로 몸을 보하기 위해 먹는 보약이 아닌

데도 말입니다. 그러니까 접근 방법 자체가 잘못된 것이라고 할 수 있지요.

약을 먹으면 편안해지는데도 복용을 고민하거나 자책을 거듭한다면, 자신이 앓고 있는 질병의 개선 가능성을 현저하게 떨어뜨리는 결과를 초래하고 맙니다.

'약을 먹지 말고 참아라'는 어불성설

어떤 이유 때문인지 알 수는 없지만 오늘날 일본에서는 '약은 아픈 증상을 완화시키기 위해 먹는 것'이라는 당연한 전제가 옅어져가고 있습니다.

게다가 약을 먹는 것보다는 아픔을 참고 견디면서 자연치유하는 것이 바람직하다는 생각이 널리 퍼져 있습니다.

또한 약을 계속 먹다보면 내성이 생기면서 약효가 떨어지기 때문에 시간이 흐를수록 더욱 강한 약을 복용해야 하며, 결국에는 몸에 무리를 줄 만큼 엄청난 양이 필요하게 될 것이라는 잘못된 생각을 하는 사람도 많습니다.

하지만 의사가 처방한 약을 정상적으로 복용한다면 그런 상태로 치닫는 일은 거의 없습니다.

만약 부모님이 요통으로 몹시 고통스러워하고 있는데 주치의가 몸에 좋지 않다는 이유로 진통제 처방을 해주지 않는다면, 대부분의 자녀들은 엄청 분개할 것입니다. 환자가 고통 속에서 하루하루를 견디고 있다면 의사는 당연히 진통제를 처방해야 합니다. 그리고 진통제는 아플 때 통증을 멈추게 하기 위해 만들어진 약이기 때문에 장기적인 복용이 필요하지 않습니다. 나중에 엄청난 양을 먹어야 할 이유가 없다는 뜻입니다.

진통제 처방에 소극적인 의사들일수록 고령의 환자에게 아무런 증상이 보이지 않는데도 혈압이나 콜레스테롤 수치를 낮추는 약은 '잊지 말고 꼬박꼬박 챙겨 먹으라'고 조언하는 경우가 많습니다. 사실상 일시적으로 먹는 진통제 계통의 약보다 장기적으로 복용하는 약의 부작용 가능성이 훨씬 더 높습니다.

다만 진통제라 할지라도 개인의 신체적 특성에 따라 체질에 맞지 않는 약이 있을 가능성도 있습니다. 따라서 한동안 약을 먹었는데 통증이 완화되지 않으면 복용을 중단한 뒤, 의사에게 상황을 설명하고 소견을 다시 묻는 것이 바람직합니다.

'약은 나쁘다'는 편견에 사로잡혀 아픈 증상을 감내하는 것은 어리석은 일입니다. '아프고 괴로울 때는 의사의 처방에 따른 약을 복용해 통증을 없애는 것이 최고'라는 사실을 잊지 말아야 합니다.

잡지나 인터넷에 '약은 곧 악'이라는 논조의 기사가 종종 발견되곤 합니다. 하지만 이는 매우 잘못된 생각입니다. 약을 복용해서 심신의 고통에서 벗어날 수 있다면 그 약을 먹지 않을 이유가 전혀 없습니다.

◆ POINT ◆

약의 도움으로 통증에서 해방되는 것은 바람직한 일이다!

병원을 어떻게
선택해야 하는가?

정신과에 대한 편견을 버려라

최첨단 과학기술 시대라고 일컫는 오늘날이지만, 대부분의 사람들은 아직도 '정신과'에 대한 뿌리 깊은 편견을 버리지 못하고 있습니다. 정신과라고 하면 '머리가 정상이 아닌 사람들이 찾는 곳'이라는 인식이 강하게 자리 잡고 있는 것입니다.

누군가가 '나는 한 달에 한 번씩 순환기 계통 진찰을 받고 있어요' 또는 '내일 오후에 내과 진찰이 잡혀 있어서 만날 수가 없네요'라고 하면 사람들은 우선 '많이 불편하신 건가요?' 하며 걱정부터 해주는 듯한 반응을 보이는 것이 일반적인 현상입니다.

그러나 '나는 정기적으로 정신과 진료를 받고 있답니다'라고 하면 전혀 다른 반응이 나타납니다. 적잖은 충격을 받아 무슨 말을 해야 할지 안절부절못하는 사람이 있는가 하면, 자신의 이해득실과는 아무런 상관이 없는데도 얼굴부터 찌푸리는 사람도 있습니다.

하지만 정신과 진료는 내과나 안과 또는 이비인후과 등의 진료와 별다른 차이가 없습니다.

신체에 이상이 생기면 그 분야의 전문의에게 진료를 받는 것처럼 마음에 생채기가 났을 때 정신과를 찾는 것은 지극히 당연한 일인 것입니다.

그런데 정신과 병원을 선택할 때 주의해야 할 점이 있습니다. 일부 정신과 의사 중에는 임상 경험이 거의 없는 사람도 있기 때문입니다.

게다가 진료를 하고는 있지만 실제로는 학술적인 연구에 치중한 나머지, 환자를 진찰하는 것은 부업의 일환이라는 태도를 가진 의사도 있습니다.

문진을 하면서도 환자의 얼굴보다는 컴퓨터 모니터를 주의 깊게 바라보는 의사는 환자의 증상을 정확하게 파악할 수 없습니다. 따라서 올바른 치료법을 제시할 수도 없지요. 그런 진찰 방식으로 환자를 낫게 한다는 것은 거의 불가능한 일입니다.

좋은 의사와 좋은 병원, 어떻게 알 수 있을까?

나는 평소에 연세 지긋한 어른들로부터 어떤 병원이 좋은 병원인지에 대한 질문을 자주 받습니다. 물론 내가 전공하고 있는 정신과를 포함한 모든 분야의 병원을 통틀어서 하는 질문이 대부분입니다.

그럴 때마다 나는 '명성이 화려하거나 직책이 높은 의사보다 임상 경험이 풍부하고 환자를 먼저 생각해주는 의사'를 선택하는 것이 좋다고 대답합니다. 그리고 가능하다면 '환자들이 즐거워 보이는 병원으로 가세요!'라고 말합니다. 환자가 즐거워 보인다는 말은 병원 대기실에 활기가 넘친다는 뜻입니다.

'그 병원에는 멀쩡한 할아버지 할머니들 천지야. 그중에 몇몇 사람들은 여행 계획까지 짜더라니까! 그런 노인네들이 무엇 때문에 병원을 찾아왔는지 모르겠더라고.'

뒷담화를 즐겨 하는 일부 사람들은 그렇게 흉을 보기도 하지만, 개인적으로 나는 그런 생각을 매우 잘못된 것으로 여기고 있습니다. 대기실에 모여 있는 환자들이 활기차 보인다는 것은 의사가 꼼꼼하게 진찰을 하고 정확한 진단을 내려 병세가 호전되는 환자가 많다는 뜻이기도 합니다.

'필요 이상의 약을 처방하지 않는다', '치료 이후 고통이 크게 줄어들었다', '의사의 인품이 훌륭하다' 내가 고령의 환자들에게 추천하는 병원은 바로 이 세 가지 요소가 갖추어진 병원입니다. 그런 병원의 대기실은 대부분 활기를 띠고 있습니다.

반면에 위의 세 가지 요소가 결여되어 있는 병원의 대기실은 분위기가 착 가라앉아 있으며, 환자들도 대부분 어두운 표정을 짓고 있습니다. 물론 마음의 병을 담당하고 있는 정신과 병원의 경우 일반 병원과 같은 분위기 조성이 쉽지 않겠지요. 하지만 의사와 간호사의 말과 행동에 활기가 느껴지는 병원은 분명 있습니다.

연세가 지긋한 사람일수록 대기실에서 비슷한 또래의 고령자가 유쾌하게 지내고 있는 병원에서 진단을 받는 것이 좋습니다. 고령의 부모님이 계시다면 반드시 기억해둘 필요가 있습니다.

◆ POINT ◆

대기실 분위기가 활기찬 병원을 선택하라.

근거 없는 치매 예방법에
속지 말라

뇌 트레이닝을 통한 뇌의 레벨 업, 정말 가능할까?

나이가 들어가면서, 또는 치매의 발병과 함께 부모님의 기억력과 사고력이 저하되는 모습을 지켜보는 것은 자식으로서 몹시 서글픈 일입니다. 그래서 많은 자녀들이 부모님에게 '뇌 노화 방지' 강좌나 프로그램 참여를 권하기도 합니다.

그런데 뇌의 노화 방지에 도움이 되는 것으로 알려진 활동이 사실은 자녀들의 자기만족에 불과한 경우가 많습니다. 그 대표적인 사례가 바로 '뇌 트레이닝'입니다. 결론부터 얘기하자면 치매가 진행 중인 부모님에게 뇌 트레이닝을 시키는 것은 그다지 도움이 되지 않습니다.

뇌 트레이닝의 예시로는 계산, 스도쿠, 퍼즐 등을 들 수 있는데, 이처럼 학습을 통한 뇌 기능 회복은 그 효과가 전혀 입증되지 않았습니다. 물론 뇌 트레이닝을 하면 계산이나 스도쿠 자체의 능력은 다소 향상될 수 있지요. 하지만 반복적으로 연습하지 않은 기능도 회복되느냐 하는 점에 대해서는 부정적인 논문이 주류를 이루고 있습니다. 다시 말하자면 **뇌 트레이닝을 통한 스킬 업이 일상생활의 레벨 업으로 확대되지 않는다**는 뜻입니다.

이에 대해 고령자 치료 임상 경험이 풍부한 의사 대부분이 동의하고 있으며, 그 같은 사실을 뒷받침하는 실험 결과나 검사 결과가 다수 나와 있습니다.

가짜 치료법에 속지 말라

과학적으로 검증되지 않았는데도 한때 대학병원 정신과 교수였다는 등의 화려한 직함을 앞세워 치매에 뇌 트레이닝이 효과적이라는 감언이설을 퍼뜨리며 비즈니스를 하는 의사도 있습니다. 그런 주장을 펼치는 의사들 대부분은 임상 경험이 턱없이 부족한 사람들입니다.

그런 의사들 가운데 실제로 중증 치매 환자를 진찰한 적도 거의 없으면서, 가벼운 건망증 증세를 보이고 있는 고령자에게 일정 기간 뇌 트레이닝을 시킨 뒤 '뇌 트레이닝을 통해 치매가 완치되었다!'며 강변하는 사람도 있습니다.

물론 젊었을 때부터 계산이나 스도쿠가 취미나 특기였던 사람의 경우 특별한 관심과 흥미를 느낄 수 있다는 점에서는 일정 부분 효과를 거둘 수도 있습니다. 하지만 뇌 트레이닝이 마치 치매의 특효약인 것처럼 떠드는 사람의 말은 절대로 믿을 것이 못 됩니다.

뇌 트레이닝보다는 오히려 장보기, 정원 손질하기, 요리, 세탁, 손자 돌보기 등 일상생활 속에서 할 수 있는 일을 계속하는 것이 치매 예방과 진행 완화에 효과적입니다. 꾸준한 반복 학습을 통해 뇌 트레이닝 스킬은 올라갔지만, 여전히 혼자서 시장을 보지 못한다거나 요리를 하지 못한다면 아무런 소용이 없습니다.

치매가 발병하면 기억력이 저하되는 것이 사실이지만, 이해력과 의사소통 능력이 저하되는 현상은 치매 증상이 진행되면서 나타납니다. 자녀들이 자기만족을 위해 부모님에게 뇌 트레이닝을 시키기보다, 일상생활능력을 유지하시도록 돕는 것이 훨씬 더 중요하다는 사실을 염두에 둘 필요가 있습니다.

정신과는 내과, 외과, 뇌 외과 등 다른 분야의 진찰과 달리 대학병원 의사보다 지역의료에 힘을 쏟으며, 오랫동안 많은 고령자나 치매 환자를 진찰해온 의사가 더욱 수준 높은 진료를 하는 경우가 많습니다. 따라서 병원이나 의사를 선택할 때 그런 이력을 잣대로 삼는 것이 좋습니다.

◆ POINT ◆

임상 경험이 풍부한 의사에게 진찰을 받자!

노인 케어 전문가는
따로 있다

치매를 앓는 부모님과 함께 살면서 직접 돌보는 것만이 정답은 아니다

경미했던 초기 치매가 시간의 흐름과 함께 진행되면 특별한 이유도 없이 집 밖으로 나가 주변을 배회하는 등 심각한 증상이 나타날 수도 있습니다. 그런 상황에 이르면 혼자 생활하는 것은 불가능해지며, 자녀들과 함께 살고 있다고 하더라도 하루 종일 환자에게 집중할 수는 없으므로 심리적인 불안과 부담이 커질 수밖에 없습니다.

자녀들이 요양원이나 복지시설 입소를 떠올리는 것도 그 즈음이 대부분입니다. 자칫하면 부모님의 안전에 문제가 발생할 수 있기 때문입니다. 그런데 요양원이나 복지시설 입소는 금전적인 문제 이외에도 부모와 자녀 모두에게 정신적인 문제를 발생시키거나 갈등을 야기하기도 합니다.

자녀들의 머릿속은 얽혀버린 실타래처럼 복잡해집니다.

'내가 조금만 더 견디면 괜찮아지지 않을까?'

'나를 낳아 키워주신 부모님을 내가 앞장서 버리려고 하다니!'

'친척들은, 이웃들은, 직장 동료들은 이런 나를 어떻게 생각할까?'

집을 떠나야 하는 부모의 가슴 역시 마찬가지입니다.

'결국에는 자식들이 나를 이렇게 버리려 하는 건가?'

'아는 사람 하나 없는 낯선 곳에서 어떻게 견디라는 말이야!'

'이런 꼴 당하기 전에 세상을 떠나버렸어야 했어!'

하지만 누누이 강조했던 것처럼, 가장 중요한 것은 치매에 걸린 부모님이 조금이라도 더 편안하고 안전하게 여생을 보내게 하는 것입니다. 따라서 치매 증상의 정도가 심각하다면 전문 시설 입소를 보다 긍정적으로 검토해야 합니다.

자식이 부모에게 가장 가까운 존재인 것은 분명한 사실이지만, 치매 노인을 돌보는 전문가는 아닙니다. 게다가 남아 있는 가족을 돌봐야 하는 생활인입니다. 아무리 자식이지만 중증 치매 환자인 부모님을 언제까지나 완벽하게 돌볼 수는 없다는 뜻입니다.

거듭 반복되는 말이지만, 치매는 아직까지 완치 방법을 찾지 못한 질병입니다. 게다가 의료 수준이나 케어 방법이 발전함에 따라 치매를 앓고 있으면서도 정상인처럼 장수하는 경우도 많습니다. 함께 살면서 치매를 극복하자는 선택으로 인해 가족 구성원 모두가 스트레스에 시달리거나 갈등이 심화될 가능성도 매우 높습니다.

그 어느 때보다 현명한 선택을 할 필요가 있습니다.

부모의 가장 큰 슬픔은 '자식에게 짐이 되는 것'

많은 사람들이 '제 자식은 키우면서 부모를 요양원에 보내다니……' 하며 비난의 눈초리를 보일 수 있습니다. 그런데 얼핏 생각하면 비슷한 것 같지만, 치매에 걸린 부모님을 보살피는 것과 자식을 키우는 일은 근본적으로 엄청난 차이가 있습니다.

아이가 태어나면 '밤잠을 자지 않고 울어서', '시도 때도 없이 경기를 일으켜서', '젖을 먹지 않고 칭얼거려서' 등등 헤아릴 수 없이 많은 이유로 걱정에 휩싸이거나 어려운 상황에 직면하곤 합니다. 그러나 어느 정도 세월이 흘러 아이가 자라면 그런 고충에서 해방됩니다. 누구나 그런 사실을 알기 때문에 참고 이겨내는 것입니다.

치매를 앓고 있는 부모님을 돌보는 일은 다릅니다. 오히려 갓난

아이 키우기와 정반대 양상을 보이는 경우가 다반사입니다. 어린아이는 자라면서 걱정이 줄어들지만, 부모님의 치매는 진행형이기 때문에 시간이 흐를수록 심해집니다. 게다가 그런 상태가 언제까지 계속될지 짐작조차 할 수 없습니다. 그래서 부모님을 보살피고 있는 자녀들이 감당하는 심신의 부담감은 더욱더 커지는 것입니다.

그렇다면 이제 부모님의 속마음을 살짝 들여다보겠습니다.

이 세상 어디에도 제 자식에게 짐이 되거나 부담을 주고 싶어하는 부모는 없습니다. 어떤 부모가 '내가 너를 낳아 키웠으니, 나 죽을 때까지 뒤치다꺼리를 해주는 게 옳아!'라는 생각을 할까요. 대부분의 부모님들은 자신을 돌보기 위해 자식의 인생이 희생되는 것을 바라지 않습니다.

나아가 주변 사람들의 따가운 눈초리나 무책임한 말에 휘둘리거나 신경 쓸 필요도 없습니다. 부모님의 여생과 자신을 포함한 가족들의 행복을 위해 가장 바람직한 방법을 선택하는 것이 최선입니다.

◆ POINT ◆

치매가 심해졌을 경우, 요양시설 입주를 긍정적으로 생각하라.

재산 상속은
부모의 의무가 아니다

부모의 재산을 탐내지 말라

일본을 포함해 동양에서 태어나 자란 대부분의 자녀들은 부모님의 재산 상속을 당연한 일처럼 여깁니다. 부모 또한 가능한 한 자녀들에게 많은 재산을 물려주기 위해 혼신의 노력을 기울입니다. '성인이 되면 스스로의 힘으로 자립해야 한다'고 생각하는 서구의 일반적인 풍토와는 큰 차이가 있지요.

나는 노인요양시설 비용을 자신의 연금으로 충당하면서도 '최소한 내가 살던 집은 자식에게 물려주겠다!'며 비어 있는 집을 팔지 않는 부모님들을 많이 보았습니다. 그런데 얼마 전, 언어학자이자 에 세이 작가로 활동하고 있는 도야마 시게히코(外山滋比古) 씨가 '나는 자식에게 재산을 물려주지 않겠다'고 선언했습니다. 나는 마음속으로 아낌없는 박수를 보냈습니다. 평소에 '사람은 누구나 성인이 된 이후의 삶을 스스로 책임져야 한다'는 지론을 갖고 있기 때문입니다.

부모님의 재산은 오로지 부모님들의 것입니다. 처음부터 부모의 재산을 물려받는다는 전제하에 자신의 인생 설계를 하는 것은 바람직하지 않은 삶의 태도입니다.

대단히 안타까운 현상이지만, 통계적으로 보았을 때 오늘날 일본에서는 둘 이상의 자녀를 둔 부모가 재산을 남긴 채 세상을 떠나면 상속권 분쟁이 일어나는 확률이 매우 높습니다. 반면에 자식이 한 명일 경우 부모가 요양시설에 입소하면 그와는 다른 문제점이 생깁니다. 바로 '빈집 문제'입니다.

집을 활용해 행복한 노후를 꾸리자

집은 유지를 하는 데도 비용이 발생하고, 철거를 하더라도 상당한 돈이 들어갑니다. 게다가 요양원 입소로 인해 아무도 살지 않게 된 집이라면 부모와 자녀 모두에게 짐만 될 뿐입니다. 필요한 사람에게 임대해 월세를 받을 수 있다면 최선이겠지요. 하지만 그런 행운은 일부 대도시 지역에 국한된 이야기입니다.

오늘날 일본의 시골지방에서는 자녀에게 상속한 집이 빈집으로 고스란히 남아 여러 가지 문제를 양산하고 있는 실정입니다. 사람이 거주하지 않는 바람에 흉물스러운 폐가가 되어 주변의 미관을 심하게 해치는가 하면, 어떤 지방에서는 부랑자들이 빈집을 점거해 살기 시작하면서 마을의 치안까지 불안해지는 현상이 벌어지고 있습니다.

워낙 오랜 옛날부터 인구밀도가 높았던 탓에 '집만 있으면 경제적인 안정을 꾀할 수 있다'는 인식이 사회 전반을 지배해온 폐해라고 할 수 있겠지요. 그렇다면 비어 있는 집을 활용해 부모님의 생활수준을 높일 수 있는 방법을 찾아볼 필요가 있겠지요. 당사자인 부모는 물론, 자녀들의 부담도 줄어들 테니까요.

첫 번째 방법은 집을 파는 것입니다. 그런데 매각을 했을 경우 뒤따를 각종 세금이 부담스러울 수도 있습니다. 그렇다면 두 번째 방법으로 고려해볼 수 있는 방법은 '역모기지론'인데, 그 시스템은 다음과 같습니다.

- 집을 담보로 그 자산 가치 범위 내에서 돈을 빌릴 수 있다.
- 소득이나 연령 제한으로 다른 대출이 불가능한 사람도 대출이

가능하다.

- 소유자가 사망했을 때는 은행이 집을 매각하여 대출 금액을 변제한다.
- 주택담보대출처럼 대출을 받아도 그 집에서 거주할 수 있다.

자식에게 물려주겠다거나 자기만족의 일환으로 집을 갖고 있다면, 행복한 노후 생활을 보내기 위한 유효자산으로 활용하는 것도 권할 만한 방법입니다.

여기에서 가장 중요한 것은 '자식에게 재산을 물려주고자 하는 부모의 마음과, 부모의 재산 상속은 당연하다고 여기는 자녀의 속셈'이 가능한 한 옅어지거나 없어져야 한다는 사실입니다. 특히 자녀들 모두가 상속이라는 기대심리를 과감하게 떨쳐버리고, '부모님의 유휴자산을 노년의 행복을 위한 유효자산'으로 활용할 수 있도록 적극 협조해야 합니다.

⟡ POINT ⟡

돈 문제로 부모 자식 간의 관계를 악화시키지 말라.

부모님이 꿈꾸는
죽음에 대해

부모님과의 이별이 현실로 다가오기 시작했다면

현재 건강을 유지하고 있는 거의 모든 사람들 중에서 '꼼짝없이 자리를 보전하게 되더라도 최대한 오래 살고 싶어!'라고 생각하는 이는 거의 없을 것입니다. 평생에 걸쳐 의사라는 직업에 종사해온 나 역시 지금의 생각에 변화가 없다면 튜브에 몸을 맡긴 채 살아가야 하는 상태가 되었을 때 수명 연장 치료를 바라지 않을 가능성이 높습니다.

하지만 이것은 어디까지나 지금의 내가 하고 있는 생각에 불과합니다.

병마와 싸우며 고통스러워하는 부모님의 모습을 지켜보는 자녀들 입장에서는 차라리 편안하게 영면하기를 바라는 마음이 들 수도 있습니다. 회복 가능성이 높지 않은 데다 보는 것만으로도 고통이 절절하게 느껴지니, 그런 생각이 잘못된 것이라고 탓할 수도 없습니다.

그러나 의료 현장의 경험이 축적되면서 안타깝다고 느끼는 자녀들의 감정은 자신의 죽음을 온몸으로 체험하고 있는 당사자의 심정과는 완전히 별개의 것이라는 사실을 깨닫게 되었습니다. 차라리 '편안한 영면'을 바라는 것은 신음을 토해내고 있는 부모님의 모습을 지켜보고 있는 자녀들이 스스로 견딜 수 없어서 하게 되는 생각일 뿐이라는 얘기입니다.

죽음과 관련된 에피소드가 하나 있습니다.

예전에 인기 방송인 기타노 다케시 씨와 함께 텔레비전 프로그램에 출연한 적이 있었습니다. 그런데 잠시 쉬는 시간이 되자 기타노 다케시 씨가 갑자기 나에게 묻는 것이었어요.

"의사 선생! 아까 자리를 보전하게 될 때까지 살고 싶지는 않다고 말하던데, 그거 거짓말이지요?"

갑작스러운 질문에 적이 당황했지만, 나는 얼버무리고 말았습니다.

"아, 예. 그렇지요, 뭐!"

그러자 기타노 다케시 씨가 자신의 짐작이 맞았다는 듯, 이렇게 말하는 것이었습니다.

 "역시 그렇지요? 우리 어머니께서 말입니다. 건강했을 때는 '다케시, 만약 내가 불치병에 걸려 자리에 몸져눕게 되면 안락사를 시켜줘!'라는 말을 귀에 인이 박히도록 하셨거든요. 그런데 진짜 자리보전을 하게 된 이후에는 '다케시, 의사 선생님께 돈 꼬박꼬박 내고 있지? 절대로 잊어먹으면 안 된다!'라는 말을 하루에 몇 번씩 하시는 거예요. 그래서 처음에는 엄청 당황했지요. 하지만 사람은 역시 죽음을 거부하고자 하는 본능을 갖고 있구나 하는 생각이 들면서 어머니를 큰 병원으로 옮겨드렸답니다."

 스스로를 '마마보이'라고 입버릇처럼 말하던 기타노 다케시 씨의 이야기는, 무엇 때문인지 알 수는 없지만 내 머릿속에 깊이 각인되어 뇌리에서 사라지지 않고 있습니다.

 여하튼 누구나 건강할 때는 이런저런 죽음을 희망하는 경우가 있지만, 막상 그 죽음이 실제로 다가오기 시작하면 거의 모든 사람들이 혼비백산하면서 뒷걸음을 치기 시작한다는 사실을 실감하게 해준 에피소드였습니다.

부모님의 유서를 어떻게 받아들일 것인가?

근래에 이르러 건강을 유지하고 있을 때 자신의 의사를 확실하게 밝혀두기 위해서 유서를 미리 작성해 두는 사람들이 늘어나고 있는데, 자식으로서는 이를 어떻게 받아들이고 대응하는 것이 좋을지, 참으로 어려운 문제입니다.

건강한 고령자들은 종종 다음과 같은 말을 합니다.

'치매에 걸리거나 몸져눕게 된다면 그냥 죽어버릴 거야.'

'내가 만약 치료할 수 없는 병에 걸려 자리보전을 하게 된다면 강력하게 안락사를 요청할 거야.'

'연명치료를 받으면서까지 생명을 유지하고 싶지는 않아.'

하지만 정말로 몸져눕게 되거나 치매가 발병했을 때 자신을 죽여달라고 말하는 환자는 단 한 명도 없었습니다. 몸져눕게 되면 그 상태에서라도 계속 살고 싶어지는 것이 인간의 본성입니다. 죽음이 현실성을 띠게 되면 누구라도 삶에 대한 집착이 강해지기 마련인 것입니다.

치매가 진행 중인 고령자 중에서 자녀들을 비롯한 주변 사람들에게 지금까지 써오던 말투 대신 깍듯한 존댓말을 사용하는 환자가 종종 있습니다. 그 존댓말 속에는 '내가 당신을 이처럼 존중하고 있으니 나를 해코지하지 말아요!', '제발 나를 버리지 말아요!'라는 인간의 자기보호 본능이 담겨 있습니다. 다시 말해서 부모님이 쓰는 존댓말은 '살고 싶다'는 강력한 의사 표시인 것입니다.

따라서 부모님의 유서에 어떠어떠한 죽음의 방법을 희망하는 내용이 담겨 있다고 하더라도 속박될 필요는 없습니다. 안락사가 허락되는 일부 서양 국가에서도 안락사의 이유는 견딜 수 없는 고통이나 아픔에서 벗어날 수 없을 때 인정됩니다. 자녀들을 비롯한 주변 사람들에게 피해를 끼치고 싶지 않다는 이유의 안락사는 인정하지 않는 것입니다.

살을 도려내고 뼈를 깎는 듯한 고통을 수반하는 치료라면 고민의 여지가 있겠지만, 가능한 한 조금이라도 더 오래 살 수 있는 치료를 받게 하는 것이 자식으로서, 나아가 인간으로서의 도리입니다.

◆ POINT ◆

사람은 누구나 계속 살고 싶어한다.

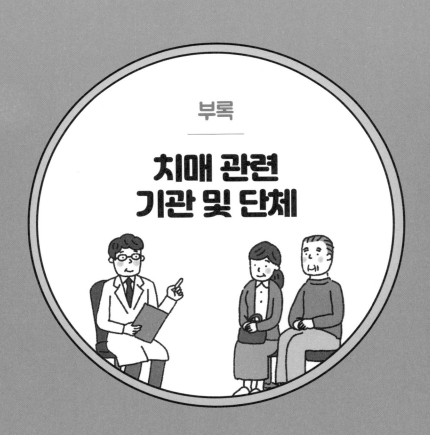

부록

치매 관련
기관 및 단체

중앙치매센터

(1666-0921 / https://www.nid.or.kr)

보건복지부 산하 중앙치매센터는 '치매로부터 가장 먼저 자유로워
지는 나라'를 목표로 창립된 이래, 효율적인 한국형 치매 서비스망
구축을 통해 치매환자와 가족의 삶을 실질적으로 개선시키기 위해
노력하고 있다. 또한 치매에 대한 우리 사회의 인식과 대처 역량을
제고시킴은 물론, 선도적 연구개발 역량 강화를 통해 치매 완전정
복과 대한민국의 미래 성장동력 확보를 위해 애쓰고 있다.
중앙치매센터 산하에는 광역시도의 광역치매센터 17개소와 기초자
치단체의 치매안심센터 256개소가 운영되고 있다.

중앙치매센터 | 1666-0921

경기도 성남시 분당구 대왕판교로 670(삼평동 682) 유스페이스 A동 308호

강원도 광역치매센터 | 033-257-9164

강원도 춘천시 백령로 156 강원대학교병원 암노인보건의료센터 7508호

경기도 광역치매센터 | 031-271-7021

경기도 수원시 장안구 경수대로 1150 경기도인재개발원 신관 1층

경상남도 광역치매센터 | 055-750-9577

경상남도 진주시 강남로 79 경상대학교병원 응급센터 지하 1층

경상북도 광역치매센터 | 054-777-6400

경상북도 경주시 동대로 87 동국대학교경주병원 본관 5층

광주광역시 광역치매센터 | 062-226-2182

광주광역시 동구 필문대로 365 조선대학교병원 1관 동편 2층

대구광역시 광역치매센터 | 053-323-6321

대구광역시 북구 호국로 807 칠곡경북대학교병원 2층

대전광역시 광역치매센터 | 042-280-8965

대전광역시 중구 문화로 282 충남대학교병원 노인보건의료센터 2층

부산광역시 광역치매센터 | 051-240-2560

부산광역시 서구 대신공원로 26 동아대학교병원 센터동 10층

서울특별시 광역치매센터 | 02-3431-7200

서울시 종로구 대학로 47 이화에수풀 2층

세종특별자치시 광역치매센터 | 044-861-8540

세종특별자치시 조치원읍 수원지1길 16

울산광역시 광역치매센터 | 052-241-1591

울산광역시 중구 태화로 240 동강병원 남관 6층

인천광역시 광역치매센터 | 032-472-2027

인천광역시 남동구 남동대로 774번길 24 (길병원 내) 가천뇌과학연구원 4층

전라남도 광역치매센터 | 061-726-6980

전라남도 순천시 순광로 221 성가롤로병원 암센터 1층

전라북도 광역치매센터 | 063-247-6082

전라북도 전주시 덕진구 견훤로 393 혜성빌딩 2층

제주특별자치도 광역치매센터 | 064-717-2355

제주특별자치도 제주시 아란13길 15 제주대학교병원

충청남도 광역치매센터 | 041-550-7400

충청남도 천안시 동남구 망향로 195 유니온빌딩 1층

충청북도 광역치매센터 | 043-269-6891

충청북도 청주시 서원구 1순환로 767(개신동) 지오빌딩 3층

노인장기요양보험

(1577-1000 / www.longtermcare.or.kr)

노인장기요양보험은 건강보험, 국민연금, 고용보험, 산재보험에 이은 제5의 사회보험으로 불리는 사회보장제도로, 고령이나 노인성 질병 등의 사유로 일상생활을 혼자서 수행하기 어려운 노인 등에게 신체활동 또는 가사활동 지원 등 장기요양급여를 제공하는 사회보험제도이다.

우리나라의 노인장기요양보험제도는 건강보험제도와는 별개의 제도로 도입·운영되고 있는데, 제도 운영의 효율성을 도모하기 위해

보험자 및 관리운영기관을 국민건강보험공단으로 일원화하여 운영하고 있다.

국민건강보험가입자(피부양자 포함)는 기본적으로 장기요양보험 수급대상이 된다. 또 소득과 상관없이 건강보험가입자 또는 의료급여수급권자 중 혼자서는 일상생활이 곤란한 65세 이상 노인과, 치매와 뇌혈관성 질환 및 파킨슨병 등 노인성 질환을 앓는 65세 미만도 대상이 된다.

복지서비스를 받을 수 있는 요양등급은 '일상생활에서 장기요양이 얼마나 필요한가?'를 지표화한 장기요양인정점수를 기준으로 한다.

1등급 : 일상생활에서 전적으로 다른 사람의 도움이 필요한 상태(95점 이상)

2등급 : 일상생활에서 상당 부분 다른 사람의 도움이 필요한 상태(75점 이상 95점 미만)

3등급 : 일상생활에서 부분적으로 다른 사람의 도움이 필요한 상태(60점 이상 75점 미만)

4등급 : 심신의 기능상태 장애로 일상생활에서 일정 부분 다른 사람의 도움이 필요한 사람(51점 이상 60점 미만)

5등급 : 치매(노인장기요양보험법 제2조에 따른 노인성 질병으로 한정) 환자(45점 이상 51점 미만)

1~5등급의 장기요양인정을 받은 자는 장기요양인정서가 도달한 날부터 장기요양급여를 받을 수 있는데, 장기요양급여는 크게 재가급여, 시설급여, 특별현금급여로 나뉜다.

재가급여는 방문요양, 방문목욕, 방문간호 등을 받을 수 있으며, 시설급여는 노인의료복지시설(노인전문병원 제외)에 장기간 입소하여 신체활동 지원, 심신기능의 유지와 향상을 위한 교육과 훈련을 제공하는 요양급여를 말한다.

특별현금급여에는 가족요양비, 특례요양비, 요양병원간병비가 있는데, 이 중 가족요양비는 장기요양기관이 현저히 부족한 지역(도서, 벽지)에 거주하는 자나 천재지변 등으로 장기요양기관이 실시하는 장기요양급여 이용이 어렵다고 인정되는 자들에게 지급된다. 단, 특례요양비와 요양병원간병비는 현재 시행이 유보된 상태이다.

한국치매협회

(02-761-0710 / www.silverweb.or.kr)

'치매는 예방 가능한 질병입니다'를 슬로건으로 내걸고 있는 한국치매협회는 고령화가 급속하게 진행되면서 노인성 치매 환자의 수가 날로 증가하고, 그로 인해 파생되고 있는 여러 가지 사회문제를 개

선하기 위해 설립되었다. 설립 이후 치매 관련 교육훈련, 치매 전문
인력에 대한 연수 교육, 치매 관리 시범 사업, 원격치매진료, 실버
실(silver seal) 캠페인 사업 등을 진행하고 있다.

부산 · 경기 · 강원 · 대전충남 · 충북 · 전북 · 광주전남 · 제주 등 8
개 지역에 지부를 설립해 운영하고 있다.

치매가족협회
(02-431-9963 / www.alzza.or.kr)

치매가족협회는 노망이나 망령 등으로 불리며 편견의 대명사였던
치매에 대해서 문의나 상담을 할 곳조차 없던 치매 가족들의 모임
을 시작으로 발족되었다. 고령화 사회의 필연적 현상인 치매에 대
한 사회적 관심을 높이고, 치매의 올바른 이해와 계몽 및 문제의식
의 저변 확대를 위해 지속적인 활동을 펼치고 있다. 전화 및 인터넷
상담, 치매 환자 배회 구조, 치매 관련 교육 등의 사업을 진행하고
있다.

대한치매학회

(02-587-7462 / www.dementia.or.kr)

대한치매학회는 급격한 증가 추세를 보이고 있는 치매 환자에게 희망을 주기 위해 설립된 단체로, 치매 및 치매 관련 질환의 연구 및 임상에 종사하는 전문가들의 모임이다. 치매와 관련된 정보 교환, 학술적 교류, 공동연구 기회 마련 등을 목적으로 하고 있다.
주요 사업 계획 및 활동 사항은 다음과 같다.

- 정기적으로 춘추계 학술대회 및 월례집담회를 개최한다.
- 치매질환의 진단 및 치료에 필요한 공동 프로토콜(protocol)을 개발하여 임상에 널리 이용할 수 있도록 한다.
- 치매질환에 대한 전국 규모의 조사사업을 시행한다.
- 임상 및 기초적 연구를 수행하는 기관 간의 기술교류를 촉진시킨다.
- 뇌 은행(Brain bank)을 설치, 운영한다.
- 국내외 학술 단체와 학술 교류 및 공동연구를 추진한다.
- 간병인(Care Giver) 및 간병요원(Care Specialist)의 교육프로그램 개발 및 교육을 실시한다.
- 치매에 대한 국가시책에 대해 자문을 한다.

대한노인정신의학회

(02-6203-2595 / www.kagp.or.kr)

대한노인정신의학회는 체계적인 교육 프로그램을 활용해 노인 정신질환의 진단 및 치료를 하기 위해 설립되었다. 이를 실현하기 위해 노인정신과 의사는 물론, 노인정신과 관련 보건전문가 및 광범위한 분야의 전문인들을 위한 교육에 주안점을 두고 꾸준한 학술활동을 이어오고 있다.

세부 진행 사업으로는 노인정신의학과 관련된 연구, 학술행사 개최, 학술지 및 도서 발간, 회원 상호 간의 학술교류, 학문의 국제적 교류 등을 추진하고 있다.

대한노인신경의학회

(02-720-3982 / www.ksgn.or.kr)

대한노인신경의학회는 대표적인 노인성 질환을 진료하는 신경과를 중심으로 국내 노인 의료 발전을 위해 만들어진 전문 의료인 학술단체이다. 급격한 노령화에 따라 끊임없이 변화하는 의료 환경 속에서, 노인 의료의 최전선을 담당하고 있는 신경과 의사들이 시대적 소명감을 갖고 진료실에서 노인 환자에게 의료서비스를 제공하는 한편, 노인 의료 발전을 위해 적극적이고 다양한 노력을 경주하고 있다.

대한노인신경의학회는 노인 환자들에게 바람직한 보건의료를 제공하기 위해 질적·제도적 노력과 함께 다음과 같은 활동 목표를 갖고 있다.

- 노인신경의학 분야의 임상 및 연구 사업
- 노인신경의학 분야의 국가 정책에 관한 자문
- 의료인과 일반인을 대상으로 한 노인신경의학 분야에 관한 교육 및 홍보
- 노인신경의학 분야 임상 및 연구를 수행하는 단체와의 정보와 기술 교류 및 공동연구
- 노인신경의학 분야의 학술대회 및 학술집담회 개최
- 노인신경의학 학술지 발간 및 기타 도서 간행
- 회원의 권익과 친목 도모
- 기타 노인 의료 발전을 위해 본 학회의 목적 달성에 필요한 사업